CT 快速入门丛书

中国科学院科学出版基金资助出版

CT 影像解剖基础

主　审　王　悍　高剑波　彭　芸

主　编　王庆国　吕培杰　郭小超

副主编　孙记航　郑林丰　郭　金

科学出版社

北　京

内 容 简 介

　　本书展示了头部、颈部、胸部、腹部、盆部、脊柱及四肢的CT多平面断层、三维解剖及具有临床意义的CT解剖变异,全方位地描述了不同器官的形态和结构,涵盖了神经、骨骼、呼吸、消化、泌尿生殖及心血管等系统。本书行文简扼要,重点鲜明,图文并茂,具有较强的实用性。

　　本书以解剖学教学大纲及全国规划教材为依据,突出了教学与临床结合的特色,适合影像诊断医师、放射技术人员及临床相关科室医师学习、参考。

图书在版编目(CIP)数据

CT影像解剖基础 / 王庆国,吕培杰,郭小超主编. —北京:科学出版社,2018.12

　(CT快速入门丛书)

　ISBN 978-7-03-059402-0

　Ⅰ.①C… Ⅱ.①王… ②吕… ③郭… Ⅲ.①计算机X线扫描体层摄影-断面解剖学-基本知识 Ⅳ.①R814.42

　中国版本图书馆CIP数据核字(2018)第253727号

责任编辑:马晓伟 / 责任校对:张小霞
责任印制:霍 兵 / 封面设计:吴朝洪

科学出版社 出版
北京东黄城根北街16号
邮政编码:100717
http://www.sciencep.com
北京九天鸿程印刷有限责任公司印刷
科学出版社发行　各地新华书店经销
*
2018年12月第 一 版　开本:787×1092 1/32
2024年12月第 八 次印刷　印张:5 1/2
字数:130 000
定价:42.00元
(如有印装质量问题,我社负责调换)

《CT快速入门丛书》编委会

11 大连医科大学附属第一医院
12 首都医科大学附属北京儿童医院
13 上海交通大学医学院附属瑞金医院
14 首都医科大学宣武医院
15 复旦大学附属华东医院
16 中国医学科学院肿瘤医院
17 宁夏回族自治区人民医院
18 北京大学第三医院
19 天津医科大学总医院
20 辽宁省肿瘤医院
21 北京医院
22 首都医科大学附属北京友谊医院
23 福建医科大学附属协和医院
24 陕西中医药大学附属医院
25 青岛大学附属医院
26 北京大学肿瘤医院
* GE 医疗中国 CT 影像研究中心
☆ GE 医疗中国 CT 应用培训部
★ 北京推想科技全球临床科研合作学院

《CT影像解剖基础》编写人员

主　审

王　悍　上海交通大学附属第一人民医院

高剑波　郑州大学第一附属医院

彭　芸　首都医科大学附属北京儿童医院

主　编

王庆国　上海交通大学附属第一人民医院

吕培杰　郑州大学第一附属医院

郭小超　北京大学第一医院

副主编

孙记航　首都医科大学附属北京儿童医院

郑林丰　上海交通大学附属第一人民医院

郭　金　GE 医疗中国影像研究中心

编　者（按姓氏笔画排序）

王　蕊　北京大学第一医院

邢静静　郑州大学第一附属医院

柴亚如　郑州大学第一附属医院

高　歌　北京大学第一医院

《CT快速入门丛书》序

作为一位世纪老人，一名有幸能与北美放射学会（RSNA，始建于 1915 年）同龄的放射学工作者，我非常荣幸地见证了医学影像学百年以来的发展历程与脚步。

近一个世纪，放射学界经历了无数激动人心的时刻，产生了很多具有跨时代意义的发明创造，已经成为临床医学中发展最快的学科。这些发明正在以前所未有的速度改变着医学影像者的工作方式，同时极大地影响了整个医疗行业的发展。然而在诸多具有历史意义的技术革新中，CT（computed tomography）的问世毫无疑问是一个里程碑。

自亨斯菲尔德先生于 1972 年发明世界上第一台 CT 机起，计算机体层显像技术就成为医学影像界的焦点。在海内外同仁的共同努力下，经过几十年的发展，CT 从当年的旋转平移式发展成今天的多排螺旋式。第一代 CT 机起初只能对头部进行成像，接下来又经历了体部及全身成像、快速成像、心血管成像及能量成像等发展阶段，使影像诊断工作从早期基于解剖形态的单一模式发展成如今基于形态、功能的多参数诊断模式。CT 技术早已被广大医疗同行认可，并日趋成为现代医学诊断技术中不可或缺的中坚力量。

1979 年，在我担任北京医院放射科主任期间，北京医院引进了国内第一台全身 CT 机，由此我有幸成为国内同行中第一个"吃螃蟹"的人。为了能与广大同仁分享自己的经验，我们于 1985 年编写了国内最早的 CT 专著之一——《临床体部 CT 诊断学》，之后又在该书的基础上进行扩充形成了《临床 CT 诊断学》。正如我之前所说，医学影像学的发展速度是惊人的，CT 技术的更新换代也是日新月异的，这两本书已经不能满足目前 CT 工作的需要。并且，对本专业刚入门的年轻人来说，浩如烟海的知识和信息会使他们觉得眼花缭乱、无从下手。令人欣慰的是，《CT 快速入门丛书》作为一套初级宝典，为引领新人入门提供了一条捷径。该丛书按人体部位（颅脑和头颈部、胸部、消化系统、泌尿生殖系统、骨关节肌肉系统、心血管系统）及解剖、技术与常见肿瘤进行分册，以最新且全面的 CT 知识为框架，以生动的病例为基础，深入浅出地为初学者讲述临床中最常见、最重要疾病的一般表现，使年轻医生能够全面、系统、有的放矢地进行学习。该丛书汇集了大量的影像图、简约线条图及示意图，以方便读者理解和记忆。

　　最后，衷心感谢为编写该丛书而辛勤付出的青年学者，是他们用临床工作中摸索出的经验和体会为后来人点燃了一盏引航明灯。在此，由衷希望《CT 快速入门丛书》的出版能和祖国放射医学界年轻人的培养教育工作相辅相成、相得益彰。

北京医院放射科　教授

李果珍

2017 年 3 月 9 日

前　　言

　　近年来，随着 CT 成像技术的不断进步和发展，其在临床工作中的应用越来越广泛，已成为许多疾病最为常用的影像学检查手段。人体 CT 解剖是 CT 影像诊断工作中最基本和最重要的部分，临床一线的影像科医师和技师需要一本简洁明了、便于携带又贴合目前临床实际工作的 CT 解剖图谱，而这正是市场上比较缺乏的，由此我们编纂了本书。本书是《CT 快速入门丛书》的一个分册，精选了 400 余幅全身 CT 断层图像，包括横断位、冠状位和矢状位的断层图像，以及三维重建图像和手绘解剖图，更加符合目前放射科医师读片时常用 CT 解剖图像的要求，每幅断层图均配有三维容积重现或手绘彩图作为定位参考，并标注重要组织结构的解剖学名称，从而更加直观地显示解剖部位，提升初学者的空间想象能力。本书还介绍了一些经常在 CT 诊断工作中遇到，但容易发生误诊或漏诊的先天发育异常病例的 CT 解剖图像。

　　本书共 9 章，第 1、2 章介绍了头部及颈部的 CT 详细解剖。第 3 章介绍了胸部 CT 三平面断层解剖，配以彩色三维重建图定位，内容包括左、右肺的分叶、分段，胸壁主要解剖结构，以及常见的先天发育异常。第 4 章介绍了腹部主要脏器的 CT 三平面断层解剖，以手绘彩色腹部图像进行层面定位，并通过手绘示意图和典型病例CT 图像展示了腹部主要的血管解剖变异，对腹部手术或介入治疗前的方案评估具有重要意义。第 5、6 章分别介绍了男性和女性盆部的

CT 解剖。第 7 章详细介绍了脊柱的解剖结构，分别阐述了颈椎、胸椎、腰椎和 CT 三平面断层解剖，对椎体、附件及其周围肌肉软组织进行详细标注，有助于初学者理解脊柱复杂的解剖结构关系。另外，我们选取了典型脊柱先天发育异常的病例进行展示，通过三维重建图像更加立体、直观地阐明了常见脊柱变异的解剖关系。第 8、9 章分别介绍了上、下肢解剖，采用增强 CT 图像，在介绍基本解剖结构的同时，也清晰地显示了上、下肢主要血管的解剖。每个章节包含一个身体部位，精心选择了正常和典型先天变异病例进行阐述，主要通过断层图像和三维立体图像展示各部分解剖结构，内容简洁、易懂，使初学者易于接受，并能够轻松获取重要的 CT 解剖学知识，以及具有临床价值的先天解剖变异。本书可为放射科医师撰写影像诊断报告提供快速参考，同时适合放射科医师、技师及临床医学生参考。

本书汇集了大量影像图和手绘彩图，全体编者经过多次讨论、修订，为呈现给读者一本涵盖各系统的精美解剖图谱投入了极大的精力，在此向为本书辛勤付出的青年学者表示衷心感谢！希望本书能对刚迈入影像诊断和技术领域的放射学医务工作者有所帮助，为祖国放射学界年轻人的培养教育工作做出贡献！

上海交通大学附属第一人民医院

王庆国

2018 年 9 月

目　　录

第 1 章

头　　部

　　头部由后上方的颅部和前下方的面部两部分组成，二者以眶上缘、颧弓上缘、外耳门上缘至乳突的连线为界。

　　颅部由颅顶、颅底和颅腔三部分组成，颅腔主要由脑颅骨围成，其内容纳脑。颅脑 CT 扫描通常以眶耳线（外眦与外耳门中点的连线，OML）为基线行横断面扫描，以层厚 5mm 或 10mm 进行扫描，通过脑窗和骨窗可清晰显示大脑（额、顶、颞、枕、岛叶）、基底核、丘脑、小脑和脑干等脑实质，双侧的侧脑室及由第三、第四脑室组成的脑室系统，以及脑沟、脑裂和脑池组成的蛛网膜下腔和脑颅骨（成对的颞骨和顶骨，不成对的筛骨、额骨、蝶骨和枕骨）等。

　　面部结构复杂，可分为眶区、鼻区、口区和面侧区。CT 可显示眶区的眶壁、眼球、眼外肌及视神经，鼻区的鼻骨、鼻中隔、鼻甲，以及上颌窦、筛窦、额窦及蝶窦四组鼻旁窦等重要结构。

第一节　颅部CT横断面解剖

颅脑连续横断面 CT 层面解剖见图 1-1 至图 1-24。

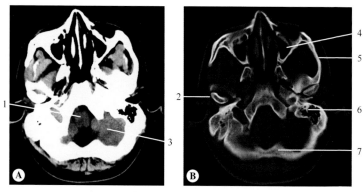

图 1-1　颅脑连续横断面 CT 层面（经下颌骨髁突）解剖
A. 软组织窗；B. 骨窗。1. 延髓；2. 下颌骨髁突；3. 小脑半球；4. 上颌窦；
5. 颧弓；6. 乳突；7. 枕骨

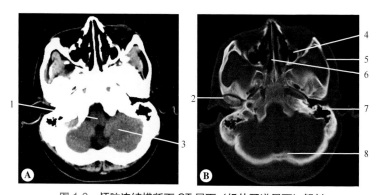

图 1-2　颅脑连续横断面 CT 层面（经外耳道层面）解剖
A. 软组织窗；B. 骨窗。1. 延髓；2. 下颌骨髁突；3. 小脑半球；4. 上颌窦；
5. 颧弓；6. 鼻中隔；7. 乳突；8. 枕骨

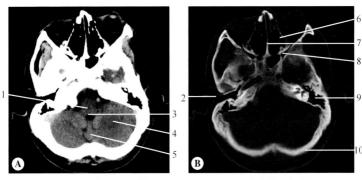

图 1-3　颅脑连续横断面 CT 层面（经颈动脉管）解剖

A. 软组织窗；B. 骨窗。1. 延髓；2. 外耳道；3. 第四脑室；4. 小脑半球；
5. 小脑蚓；6. 筛窦；7. 鼻中隔；8. 眶下裂；9. 乳突；10. 枕骨

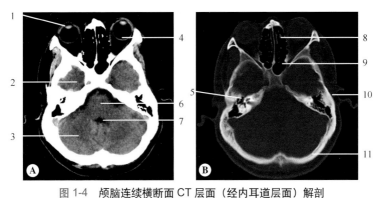

图 1-4　颅脑连续横断面 CT 层面（经内耳道层面）解剖

A. 软组织窗；B. 骨窗。1. 晶状体；2. 颞叶（颞下回）；3. 小脑半球；4. 眼环；
5. 听小骨；6. 脑桥；7. 第四脑室；8. 筛窦（前组）；9. 蝶窦；10. 颞骨；
11. 枕骨

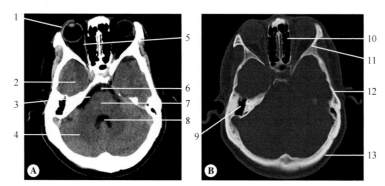

图 1-5　颅脑连续横断面 CT 层面（经视神经层面）解剖

A. 软组织窗；B. 骨窗。1. 眼环；2. 颞叶（颞下回）；3. 脑桥小脑角池；4. 小脑半球；5. 内直肌；6. 基底动脉；7. 脑桥；8. 第四脑室；9. 乳突；10. 筛窦（前组）；11. 眼眶外侧壁；12. 颞骨；13. 枕骨

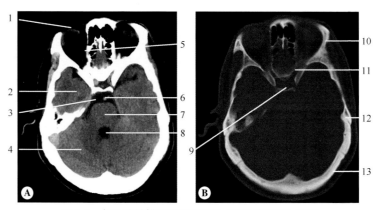

图 1-6　颅脑连续横断面 CT 层面（经垂体层面）解剖

A. 软组织窗；B. 骨窗。1. 眼环；2. 颞叶（颞下回）；3. 桥池；4. 小脑半球；5. 眶内侧壁；6. 基底动脉；7. 脑桥；8. 第四脑室；9. 蝶鞍；10. 颧骨；11. 视神经管；12. 颞骨；13. 枕骨

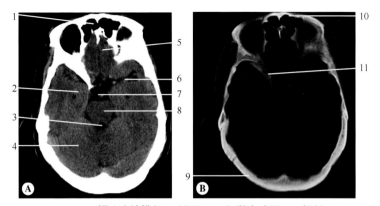

图 1-7　颅脑连续横断面 CT 层面（经鞍上池层面）解剖

A. 软组织窗；B. 骨窗。1. 额窦；2. 侧脑室颞（下）角；3. 第四脑室；
4. 小脑半球；5. 额叶（直回）；6. 大脑中动脉 M1 段；7. 基底动脉；8. 脑桥；
9. 枕骨；10. 额骨；11. 蝶骨大翼

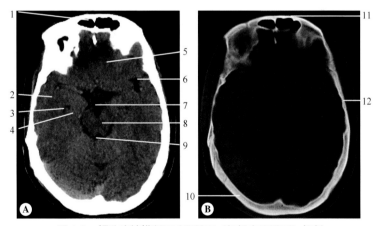

图 1-8　颅脑连续横断面 CT 层面（经视交叉层面）解剖

A. 软组织窗；B. 骨窗。1. 额窦；2. 颞叶（颞下回）；3. 侧脑室颞（下）角；
4. 海马；5. 额叶（眶回）；6. 大脑外侧裂池；7. 鞍上池；8. 中脑；9. 四叠体池；
10. 枕骨；11. 额骨；12. 颞骨鳞部

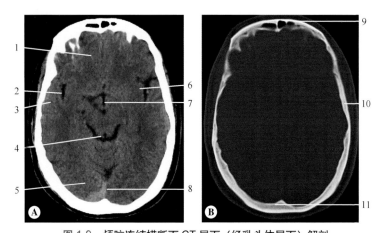

图 1-9 颅脑连续横断面 CT 层面（经乳头体层面）解剖

A. 软组织窗；B. 骨窗。1. 额叶（额上回）；2. 大脑外侧裂池；3. 颞叶（颞上回）；4. 四叠体池；5. 枕叶；6. 岛叶；7. 第三脑室；8. 窦汇；9. 额骨；10. 颞骨鳞部；11. 枕骨

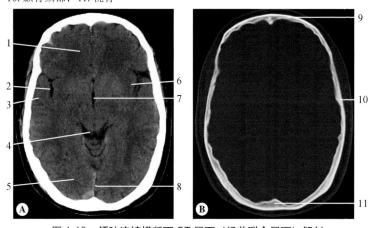

图 1-10 颅脑连续横断面 CT 层面（经前联合层面）解剖

A. 软组织窗；B. 骨窗。1. 额叶（额上回）；2. 大脑外侧裂池；3. 颞叶（颞上回）；4. 四叠体池；5. 枕叶；6. 岛叶；7. 第三脑室；8. 直窦；9. 额骨；10. 顶骨；11. 枕骨

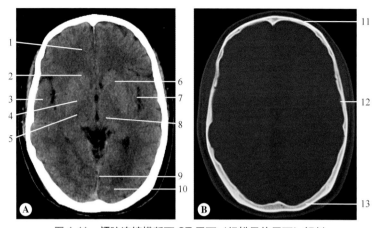

图 1-11 颅脑连续横断面 CT 层面（经松果体层面）解剖

A. 软组织窗；B. 骨窗。1. 额叶（额上回）；2. 尾状核头部；3. 颞叶（颞上回）；
4. 豆状核；5. 内囊后肢；6. 内囊前肢；7. 大脑外侧裂池；8. 丘脑；9. 直窦；
10. 枕叶；11. 额骨；12. 顶骨；13. 枕骨

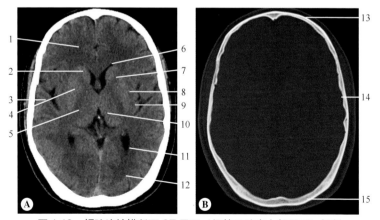

图 1-12 颅脑连续横断面 CT 层面（经第三脑室上部层面）解剖

A. 软组织窗；B. 骨窗。1. 额叶（额上回）；2. 尾状核头部；3. 颞叶（颞上回）；
4. 豆状核；5. 内囊后肢；6. 侧脑室前角；7. 内囊前肢；8. 外囊；9. 岛叶；
10. 丘脑；11. 侧脑室枕（后）角；12. 枕叶；13. 额骨；14. 顶骨；15. 枕骨

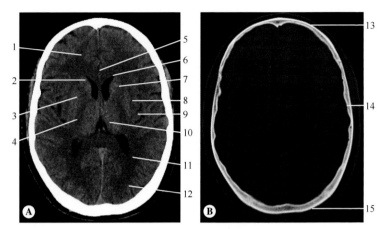

图 1-13　颅脑连续横断面 CT 层面（经胼胝体膝、压部层面）解剖
A. 软组织窗；B. 骨窗。1. 额叶（额上回）；2. 尾状核头部；3. 豆状核；4. 内囊后肢；5. 胼胝体膝部；6. 侧脑室前角；7. 内囊前肢；8. 外囊；9. 岛叶；10. 丘脑；11. 侧脑室枕（后）角；12. 枕叶；13. 额骨；14. 顶骨；15. 枕骨

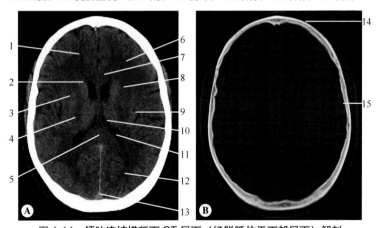

图 1-14　颅脑连续横断面 CT 层面（经胼胝体干下部层面）解剖
A. 软组织窗；B. 骨窗。1. 额叶（额上回）；2. 尾状核头部；3. 豆状核；4. 内囊后肢；5. 胼胝体压部；6. 额叶（额中回）；7. 胼胝体膝部；8. 内囊前肢；9. 岛叶；10. 丘脑；11. 侧脑室三角区；12. 枕叶；13. 上矢状窦；14. 额骨；15. 顶骨

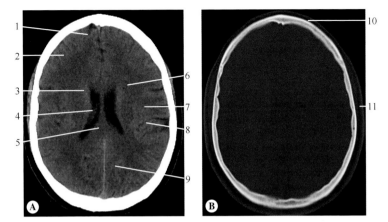

图 1-15　颅脑连续横断面 CT 层面（经胼胝体干中部层面）解剖

A. 软组织窗；B. 骨窗。1. 额叶（额上回）；2. 额叶（额中回）；3. 尾状核头部；
4. 侧脑室体部（脉络丛）；5. 胼胝体压部；6. 内囊前肢；7. 额叶（中央前回）；
8. 顶叶（中央后回）；9. 枕叶（楔回）；10. 额骨；11. 顶骨

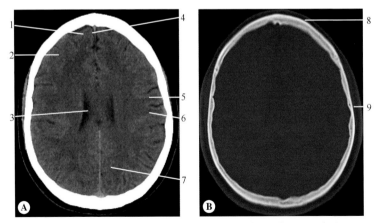

图 1-16　颅脑连续横断面 CT 层面（经胼胝体干上部层面）解剖

A. 软组织窗；B. 骨窗。1. 额叶（额上回）；2. 额叶（额中回）；3. 侧脑室体部；
4. 上矢状窦；5. 额叶（中央前回）；6. 顶叶（中央后回）；7. 顶叶（楔前回）；
8. 额骨；9. 顶骨

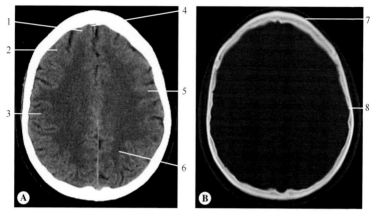

图 1-17 颅脑连续横断面 CT 层面（经半卵圆中心层面）解剖

A. 软组织窗；B. 骨窗。1. 额叶（额上回）；2. 额叶（额中回）；3. 顶叶（中央后回）；4. 上矢状窦；5. 额叶（中央前回）；6. 顶叶；7. 额骨；8. 顶骨

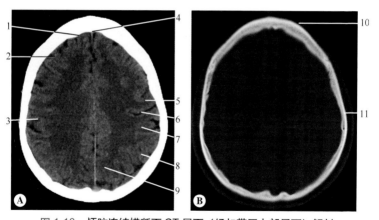

图 1-18 颅脑连续横断面 CT 层面（经扣带回上部层面）解剖

A. 软组织窗；B. 骨窗。1. 额叶（额上回）；2. 额叶（额中回）；3. 顶叶（中央后回）；4. 上矢状窦；5. 额叶（中央前回）；6. 中央沟；7. 中央后沟；8. 顶叶（顶下小叶）；9. 顶叶（楔前叶）；10. 额骨；11. 顶骨

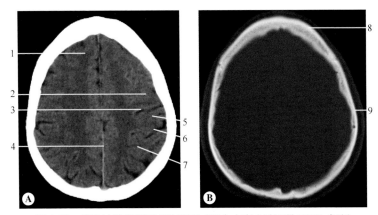

图 1-19 颅脑连续横断面 CT 层面（经中央旁小叶下份层面）解剖

A. 软组织窗；B. 骨窗。1. 额叶（额上回）；2. 额叶（中央前回）；3. 中央沟；4. 大脑镰；5. 顶叶（中央后回）；6. 中央后沟；7. 顶叶（顶下小叶）；8. 额骨；9. 顶骨

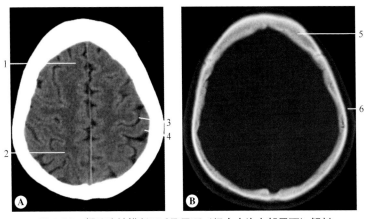

图 1-20 颅脑连续横断面 CT 层面（经中央沟上部层面）解剖

A. 软组织窗；B. 骨窗。1. 额叶（额上回）；2. 顶叶；3. 中央沟；4. 顶叶（中央后回）；5. 额骨；6. 顶骨

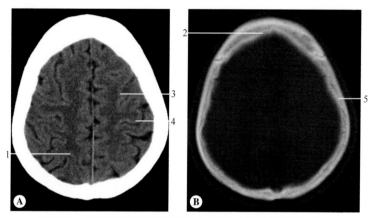

图 1-21　颅脑连续横断面 CT 层面（经中央旁小叶层面）解剖
A. 软组织窗；B. 骨窗。1. 顶叶；2. 额骨；3. 额叶；4. 中央沟；5. 顶骨

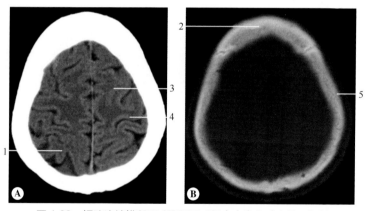

图 1-22　颅脑连续横断面 CT 层面（经中央旁小叶上份）解剖
A. 软组织窗；B. 骨窗。1. 顶叶（顶上叶）；2. 额骨；3. 额叶；4. 中央沟；
5. 顶骨

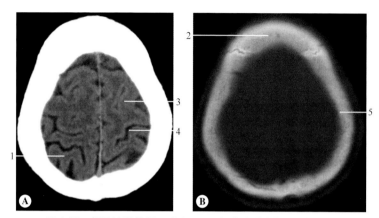

图 1-23 颅脑连续横断面 CT 层面（经大脑镰上份层面）解剖

A. 软组织窗；B. 骨窗。1. 顶叶（顶上小叶）；2. 额骨；3. 额叶；4. 中央后沟；
5. 顶骨

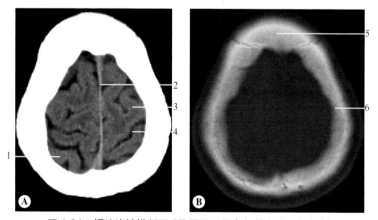

图 1-24 颅脑连续横断面 CT 层面（经上矢状窦层面）解剖

A. 软组织窗；B. 骨窗。1. 顶叶（顶上小叶）；2. 上矢状窦；3. 顶叶（中央后回）；
4. 中央后沟；5. 额骨；6. 顶骨

第二节　面部CT横断面解剖

面部 CT 横断面解剖见图 1-25 至图 1-35。

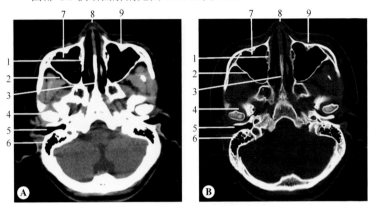

图 1-25　面部经下颌骨髁突层面 CT 横断面解剖

A. 软组织窗；B. 骨窗。1. 上颌窦内侧壁；2. 上颌窦外侧壁；3. 鼻中隔；4. 下颌骨髁突；5. 外耳道；6. 乳突；7. 上颌窦；8. 鼻尖；9. 上颌窦前壁

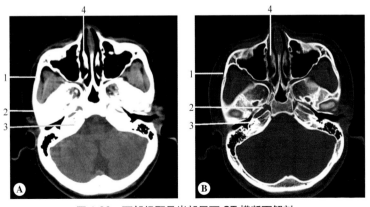

图 1-26　面部经颞骨岩部层面 CT 横断面解剖

A. 软组织窗；B. 骨窗。1. 颧弓；2. 颈动脉管；3. 颞骨岩部；4. 下鼻甲

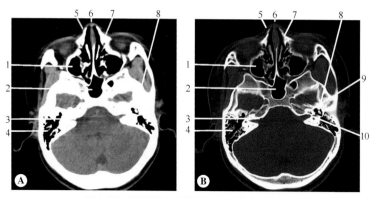

图 1-27 面部经内耳门层面 CT 横断面解剖

A. 软组织窗；B. 骨窗。1. 上颌窦；2. 蝶窦；3. 内耳门；4. 乳突；5. 鼻骨；
6. 鼻背；7. 上颌骨额突；8. 听小骨；9. 耳蜗；10. 半规管

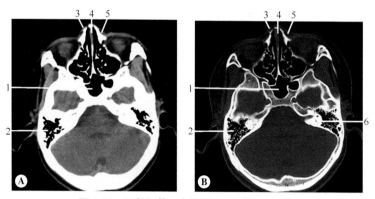

图 1-28 面部经筛窦中份层面 CT 横断面解剖

A. 软组织窗；B. 骨窗。1. 蝶窦；2. 乳突；3. 鼻骨；4. 鼻中隔；5. 上颌骨额突；
6. 半规管

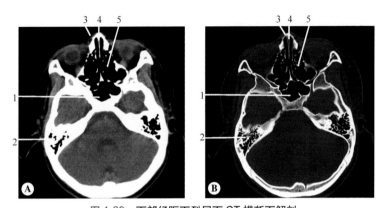

图 1-29　面部经眶下裂层面 CT 横断面解剖

A. 软组织窗；B. 骨窗。1. 蝶窦；2. 乳突；3. 鼻骨；4. 鼻中隔；5. 筛窦

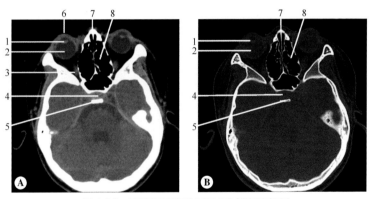

图 1-30　面部经下直肌层面 CT 横断面解剖

A. 软组织窗；B. 骨窗。1. 晶状体；2. 玻璃体；3. 下直肌；4. 蝶鞍；5. 后床突；
6. 眼睑；7. 鼻骨；8. 筛窦

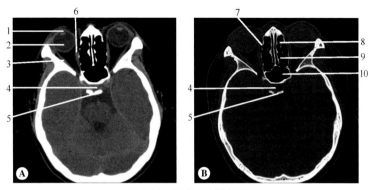

图 1-31　面部 CT 横断面

A. 软组织窗；B. 骨窗。1. 前房；2. 玻璃体；3. 外直肌；4. 蝶鞍；5. 后床突；
6. 内直肌；7. 眶内侧壁；8. 筛窦（前组）；9. 筛窦（后组）；10. 蝶窦

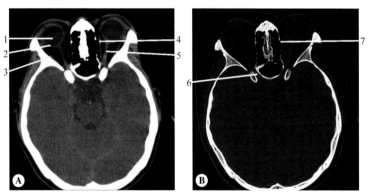

图 1-32　面部经视神经层面 CT 横断面解剖

A. 软组织窗；B. 骨窗。1. 玻璃体；2. 眼环；3. 外直肌；4. 内直肌；5. 视神经；
6. 视神经管；7. 眶内侧壁

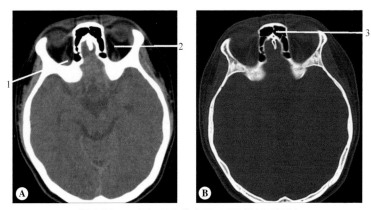

图 1-33　面部经眼上静脉层面 CT 横断面解剖

A. 软组织窗；B. 骨窗。1. 上直肌；2. 眼上静脉；3. 额窦

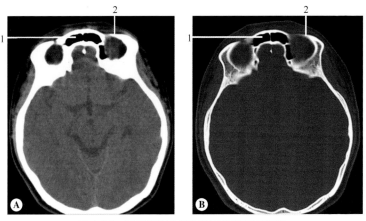

图 1-34　面部经眶上壁层面 CT 横断面解剖

A. 软组织窗；B. 骨窗。1. 额窦；2. 眶上壁

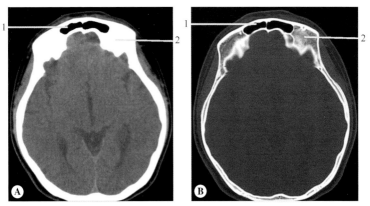

图 1-35　面部经额窦中份层面 CT 横断面解剖

A. 软组织窗；B. 骨窗。1. 额窦；2. 额骨

第三节　脑血管三维CT解剖

　　脑的血液供应很丰富，在形态结构、走行及分布上均有其特点。脑的动脉来源于颈内动脉和椎动脉分别组成的颈内动脉系和椎－基底动脉系。颈内动脉系的主要分支有大脑前动脉、大脑中动脉等，椎－基底动脉系的主要分支有大脑后动脉等，此两系的分支分为皮质支和髓质支，分别供应脑的不同区域。脑的静脉壁薄而无瓣膜，不与动脉伴行，注入硬脑膜窦。主要的硬脑膜窦有上矢状窦、下矢状窦、直窦、横窦、乙状窦、海绵窦等。

　　脑血管的三维 CT 解剖见图 1-36 至图 1-38。

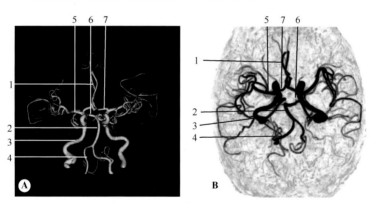

图 1-36　脑血管轴位三维 CT 解剖

1. 大脑前动脉；2. 基底动脉；3. 颈内动脉；4. 椎动脉；5. 大脑中动脉；6. 大脑后动脉；7. 大脑前动脉 A1 段

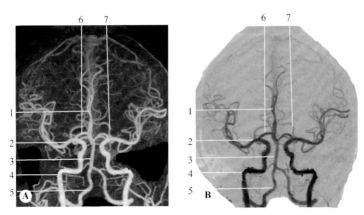

图 1-37　脑血管冠状面三维 CT 解剖

1. 大脑前动脉；2. 大脑中动脉；3. 基底动脉；4. 颈内动脉；5. 椎动脉；6. 大脑前动脉 A1 段；7. 大脑后动脉

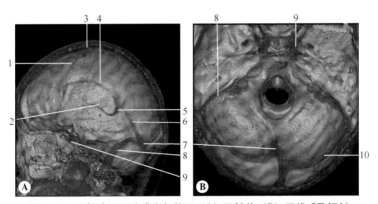

图 1-38　脑静脉及硬脑膜窦矢状面（A）及轴位（B）三维 CT 解剖

1. 大脑浅静脉；2. 大脑内静脉；3. 上矢状窦；4. 下矢状窦；5. 大脑大静脉；6. 直窦；7. 窦汇；8. 乙状窦；9. 海绵窦；10. 横窦

（郑林丰）

第2章

颈　　部

颈部位于头部与胸部之间，可分为前方的固有颈部和后方的项部。颈部以颈段脊柱为支架，前方正中有呼吸道和消化道、甲状腺等，两侧为纵行排列的大血管和神经。颈根部有胸膜顶和肺尖。此外，颈部筋膜包绕肌肉、血管，在颈部形成诸多筋膜间隙。因此，颈部的结构较复杂。

第一节　颈部CT横断面解剖

颈部 CT 横断面解剖见图 2-1 至图 2-12。

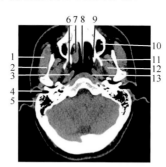

图 2-1　颈部经鼻咽部层面 CT 横断面解剖

1. 咬肌；2. 下颌支；3. 咽鼓管圆枕；4. 外耳道；5. 乳突；6. 咽鼓管咽口；7. 下鼻甲；8. 鼻咽腔；9. 翼突内侧板；10. 上颌窦；11. 翼突外侧板；12. 翼外肌；13. 咽隐窝

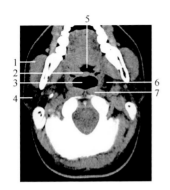

图 2-2　颈部经软腭层面 CT
　　　　横断面解剖

1. 咬肌；2. 软腭；3. 鼻咽腔；
4. 腮腺；5. 固有口腔；6. 咽旁
间隙；7. 椎前肌

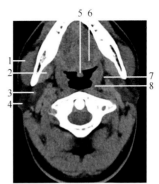

图 2-3　颈部经腭垂层面 CT
　　　　横断面解剖

1. 咬肌；2. 翼内肌；3. 下颌后静
脉；4. 腮腺；5. 腭垂；6. 固有
口腔；7. 咽旁间隙；8. 椎前肌

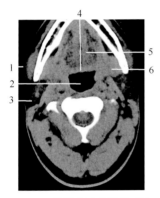

图 2-4　颈部经下颌骨体 CT
　　　　横断面解剖

1. 咬肌；2. 口咽腔；3. 腮腺；
4. 舌扁桃体；5. 舌；6. 颌下腺

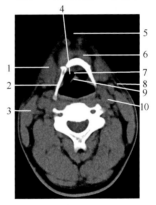

图 2-5　颈部经会厌和舌骨大
　　　　角层面 CT 横断面解剖

1. 颌下腺；2. 舌骨大角；3. 胸
锁乳突肌；4. 会厌前间隙；5. 颏
下区；6. 二腹肌前腹；7. 会厌
正中皱襞；8. 颈阔肌；9. 会
厌；10. 颈动脉间隙

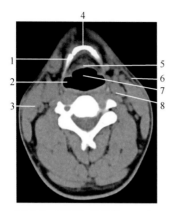

图 2-6　颈部经舌骨体层面 CT
横断面解剖

1. 舌骨大角；2. 梨状窝上部；3. 胸
锁乳突肌；4. 舌骨体；5. 杓状
会厌襞；6. 颈阔肌；7. 喉前庭；
8. 颈动脉间隙

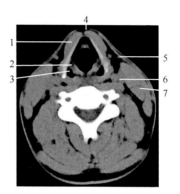

图 2-7　颈部经甲状软骨上份和
喉前庭层面 CT 横断面解剖

1. 舌骨大角；2. 杓状会厌襞；3. 梨
状窝；4. 甲状舌骨肌；5. 颈阔肌；
6. 颈动脉间隙；7. 胸锁乳突肌

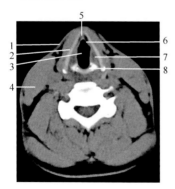

图 2-8　颈部经甲状软骨中份和
喉中间腔层面 CT 横断面解剖

1. 颈阔肌；2. 甲状软骨；3. 喉腔；
4. 胸锁乳突肌；5. 前联合；6. 室
带；7. 喉旁间隙；8. 杓状软骨

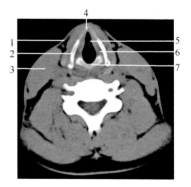

图 2-9　颈部经声襞和环状软骨板
层面 CT 横断面解剖

1. 颈阔肌；2. 甲状软骨；3. 胸锁乳
突肌；4. 前联合；5. 声带；6. 喉旁
间隙；7. 杓状软骨

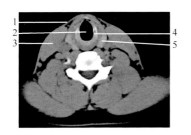

图 2-10　颈部经环状软骨和声门
下腔层面 CT 横断面解剖

1. 颈阔肌；2. 声门下腔；3. 胸锁乳
突肌；4. 环状软骨；5. 甲状腺

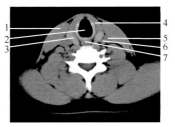

图 2-11　颈部经环状软骨下份层
面 CT 横断面解剖

1. 颈阔肌；2. 气管；3. 甲状腺；
4. 胸骨甲状肌；5. 颈内静脉；6. 颈
内动脉；7. 食管

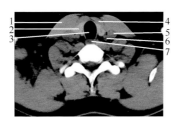

图 2-12　颈部经甲状腺侧叶中份层面 CT 横断面解剖

1. 颈阔肌及胸锁乳突肌；2. 甲状腺；3. 气管；4. 胸骨甲状肌；5. 颈内静脉；
6. 颈内动脉；7. 食管

第二节　颈部CT矢状面及冠状面解剖

颈部 CT 矢状面及冠状面解剖见图 2-13、图 2-14。

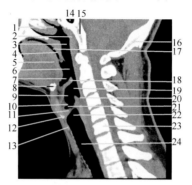

图 2-13　颈部正中矢状面 CT 解剖

1. 下鼻甲；2. 鼻咽后壁；3. 鼻咽腔；4. 软腭；5. 舌；6. 口咽腔；7. 会厌前间隙；8. 舌骨；9. 喉前庭；10. 室带；11. 声带；12. 甲状软骨；13. 环状软骨；14. 蝶窦；15. 枕骨斜坡；16. 枕骨；17. 固有口腔；18. 会厌；19. 喉咽；20. 食管入口；21. 喉中间腔；22. 声门下腔；23. 颈椎；24. 气管

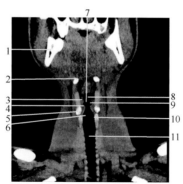

图 2-14　颈部经喉室冠状面 CT 解剖

1. 下颌骨；2. 舌骨；3. 室带；4. 声带；5. 甲状软骨；6. 声门下腔；7. 喉中间腔；8. 喉前庭；9. 喉室；10. 环状软骨；11. 气管

第三节 颈部动脉三维CT解剖

颈部动脉的三维 CT 解剖见图 2-15。

颈部的主要动脉干为颈总动脉，左侧发自主动脉弓，右侧起于头臂干。在甲状软骨上缘分为颈内动脉和颈外动脉，颈内动脉上升入颅后分支分布于视器和脑，颈外动脉分支分布于面部。此外，左、右锁骨下动脉分别发出左、右椎动脉，向上穿横突孔入颅后汇合成基底动脉，分支分布于脑和脊髓。

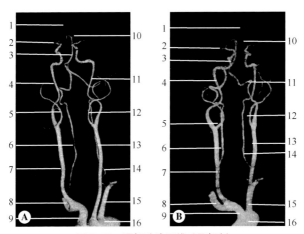

图 2-15 颈部动脉三维 CT 解剖

1. 右侧大脑前动脉；2. 右侧大脑中动脉；3. 基底动脉；4. 右侧颈内动脉；
5. 右侧颈外动脉；6. 右侧椎动脉；7. 右颈总动脉；8. 右锁骨下动脉；
9. 头臂干；10. 左侧大脑后动脉；11. 左侧颈内动脉；12. 左侧颈外动脉；
13. 左侧颈总动脉；14. 左侧椎动脉；15. 左锁骨下动脉；16. 主动脉弓

（郑林丰）

第3章

胸　　部

　　胸部位于颈部与腹部之间，其上部两侧借上肢带与上肢相连，以胸廓为支架，表面覆盖皮肤、肌肉等软组织，胸廓内面覆盖胸内筋膜，共同构成胸壁。胸壁与膈肌围成胸腔。双侧胸腔容纳肺和胸膜囊，中部为纵隔，有心脏、食管、气管等器官。纵隔向上经胸廓上口通颈部，向下借膈肌与腹腔分隔。

　　（1）境界：上界为胸骨的颈静脉切迹、胸锁关节、锁骨上缘、肩峰至 C_7 棘突的连线。下界为剑胸结合、肋弓、第 11 肋前端、第 12 肋下缘至 T_{12} 棘突的连线。由于膈肌向上隆起，故胸壁范围内不仅包括胸腔脏器，同时还包括一部分腹腔脏器。胸壁外伤时需注意有无腹腔脏器损伤。

　　（2）胸腔：由胸壁和膈肌围成，内衬以胸内筋膜，上缘为胸廓上口，下缘为膈肌，包括纵隔及胸膜囊的左、右部。

　　（3）纵隔：位于左、右纵隔胸膜之间的器官、结构及其间的结缔组织的总称。位于胸腔正中偏左，呈矢状位，分隔左、右胸膜囊，前界为胸骨和肋软骨内侧部，后方为脊柱，上界为胸廓上口，下为膈肌。常用四分法将纵隔分区：以胸骨角与 T_4 下缘平面为界，分为上、下纵隔。下纵隔以心包前、后壁为界分为前纵隔、中纵隔、后纵隔三部分。

（4）气管与支气管：气管位于食管前方，上接环状软骨，下行入胸腔，在 T_4 椎体下缘水平分叉，成为气管杈。气管杈内有一向上凸的纵嵴，呈半月形，称气管隆嵴。气管分支，即左、右主支气管（一级支气管），继而分为肺叶支气管（二级支气管），进入肺叶，再分为肺段支气管（三级支气管），每一肺段支气管及其所属的肺组织，组成支气管肺段。依照肺段支气管的分布，左、右肺各分为 10 个肺段（图 3-1）。

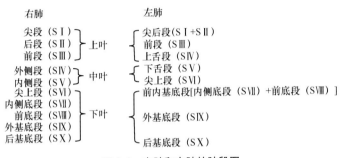

图 3-1　左肺和右肺的肺段图

第一节　胸部CT横断面解剖

胸部 CT 横断面解剖见图 3-2 至图 3-19。

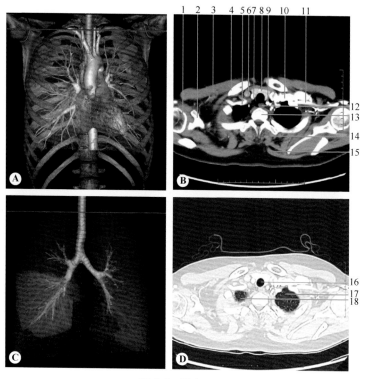

图 3-2　肺尖层面

1. 肱骨；2. 肩胛骨；3. 胸大肌；4. 锁骨；5. 右锁骨下动脉；6. 右颈内静脉；7. 右颈总动脉；8. 甲状腺；9. 左颈总动脉；10. 左锁骨下静脉；11. 左锁骨下动脉；12. 食管；13. 胸椎椎体；14. 竖脊肌；15. 斜方肌；16. 气管；17. 左肺上叶；18. 右肺上叶

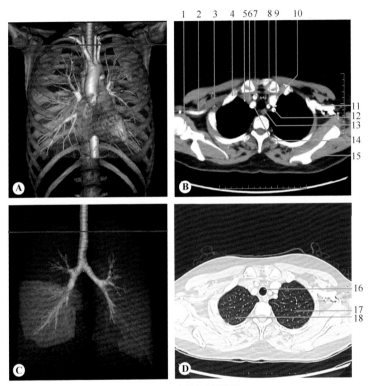

图 3-3　胸骨切迹层面

1. 肱骨；2. 右锁骨下动脉；3. 右锁骨下静脉；4. 右第 1 肋骨；5. 右胸廓内动脉；6. 右锁骨下静脉；7. 右颈总动脉；8. 左颈总动脉；9. 左头臂静脉；10. 左胸廓内动脉；11. 左锁骨下静脉；12. 左锁骨下动脉；13. 食管；14. 右锁骨下动脉；15. 冈下肌；16. 气管；17. 左肺上叶；18. 右肺上叶

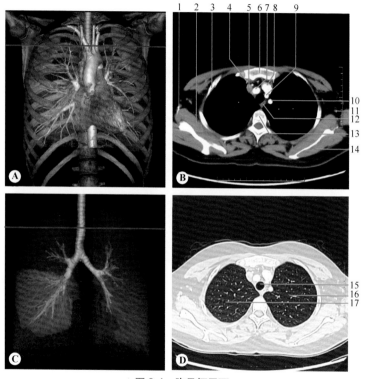

图 3-4　胸骨柄层面

1. 右胸外侧动脉；2. 肩胛下肌；3. 右侧第 2 肋骨；4. 右胸廓内动脉；5. 上腔静脉；6. 胸骨；7. 头臂干；8. 左头臂静脉；9. 左颈总动脉；10. 左锁骨下动脉；11. 左胸外侧动脉；12. 食管；13. 胸椎椎体；14. 冈下肌；15. 气管；16. 左肺上叶；17. 右肺上叶

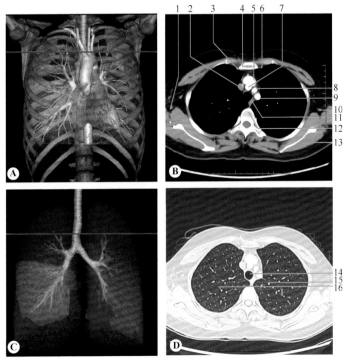

图 3-5 主动脉弓上层面

1. 右胸外侧动脉；2. 上腔静脉；3. 左胸廓内动脉；4. 胸骨；5. 左头臂静脉；6. 右胸廓内动脉；7. 头臂干；8. 左颈总动脉；9. 左锁骨下动脉；10. 左胸外侧动脉；11. 食管；12. 胸椎；13. 冈下肌；14. 气管；15. 左肺上叶；16. 右肺上叶

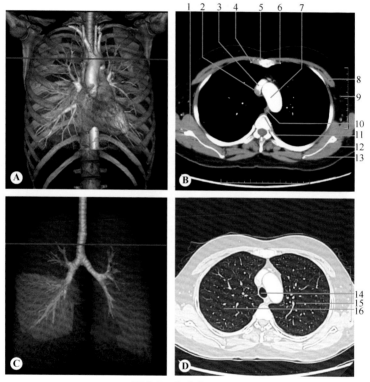

图 3-6　主动脉弓层面

1. 肩胛下肌；2. 上腔静脉；3. 左头臂静脉；4. 右胸廓内动脉；5. 胸骨；6. 左胸廓内动脉；7. 主动脉弓；8. 胸大肌；9. 腋窝淋巴结；10. 食管；11. 胸椎椎体；12. 冈下肌；13. 肩胛骨；14. 气管；15. 左肺上叶；16. 右肺上叶

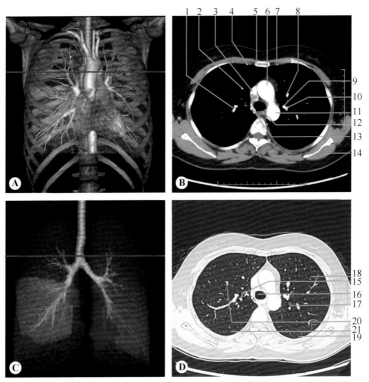

图 3-7　主动脉弓下层面

1、2. 右上肺静脉；3. 上腔静脉；4. 右胸廓内动脉；5. 胸骨；6. 升主动脉；
7. 左胸廓内动脉；8、9. 左上肺静脉；10. 左上肺动脉；11. 降主动脉；12. 食管；13. 奇静脉；14. 冈下肌；15. 右上肺支气管；16. 气管；17. 左上肺支气管；18. 左肺上叶；19. 左肺下叶；20. 右肺上叶；21. 右肺下叶

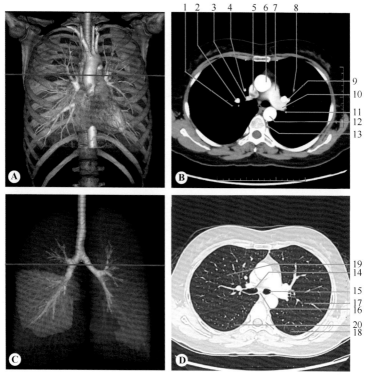

图 3-8　主肺动脉窗层面

1、3. 右上肺动脉；2、4. 右上肺静脉；5. 上腔静脉；6. 升主动脉；7. 肺动脉干；8、11. 左上肺动脉；9. 左上肺静脉；10. 左肺动脉；12. 降主动脉；13. 肋间动脉；14. 右支气管；15. 左支气管；16. 食管；17. 左肺上叶；18. 左肺下叶；19. 右肺上叶；20. 右肺下叶

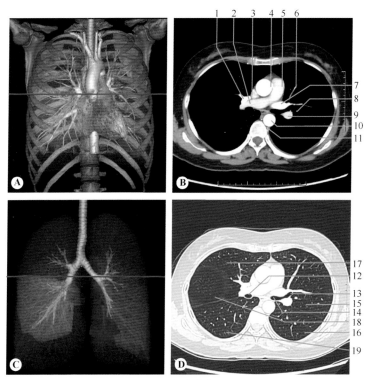

图 3-9 右肺动脉层面

1. 右上肺静脉；2. 右上肺动脉；3. 上腔静脉；4. 升主动脉；5. 肺动脉干；
6. 左上肺动脉；7. 左肺动脉；8. 左舌叶动脉；9. 左下肺动脉；10. 降主动
脉；11. 肋间动脉；12. 右中间段支气管；13. 左舌叶支气管；14. 左支气管；
15. 左肺舌叶；16. 左肺下叶；17. 右肺上叶；18. 右肺中叶；19. 右肺下叶

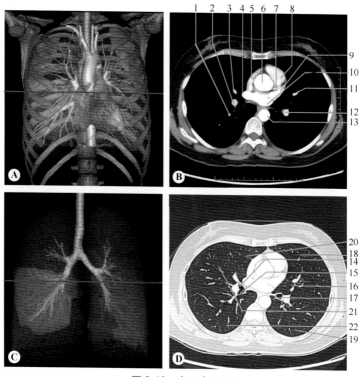

图 3-10　左心房层面

1. 右肺下叶动脉；2. 右下肺动脉；3. 右肺中叶动脉；4. 右上肺静脉；5. 右心耳；
6. 升主动脉；7. 冠脉左支；8. 肺动脉干；9. 左上肺静脉；10. 左心房；11. 右
上肺静脉；12. 右下肺动脉；13. 降主动脉；14. 右中叶支气管；15. 右下叶支
气管；16. 左中叶支气管；17. 左下叶支气管；18. 左肺舌叶；19. 左肺下叶；
20. 右肺上叶；21. 右肺中叶；22. 右肺下叶

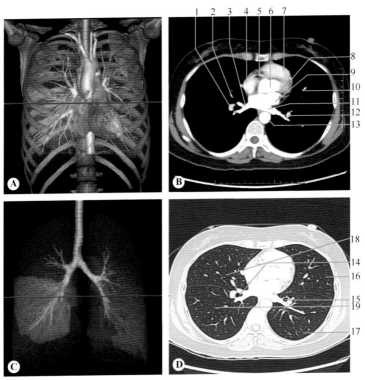

图 3-11　左右心房层面

1. 右肺下叶动脉；2. 右肺中叶静脉；3. 右下肺静脉；4. 右心房；5. 冠脉右支；
6. 左心室；7. 右心室；8. 冠脉左支；9. 左心房；10. 左肺中叶静脉；11. 右下
肺静脉；12. 右下肺动脉；13. 降主动脉；14. 右下叶支气管；15. 左下叶支气管；
16. 左肺舌叶；17. 左肺下叶；18. 右肺中叶；19. 右肺下叶

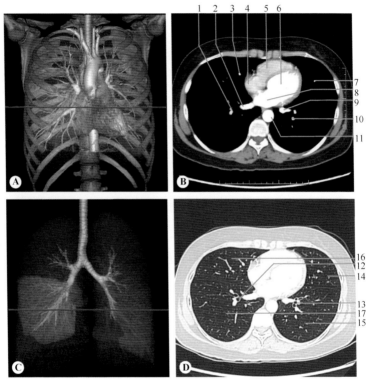

图 3-12　左右房室层面

1.右肺下叶动脉；2.右下肺静脉；3.右肺中叶静脉；4.右心房；5.右心室；6.左心室；7.左舌叶静脉；8.左心房；9.左下肺静脉；10.左下肺动脉；11.降主动脉；12.右下叶支气管；13.左下叶支气管；14.左肺舌叶；15.左肺下叶；16.右肺中叶；17.右肺下叶

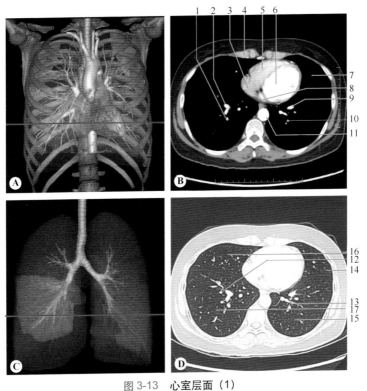

图 3-13 心室层面（1）

1. 右肺下叶动脉；2. 右下肺静脉；3. 右心房；4. 肋软骨；5. 右心室；6. 左心室；7. 左舌叶静脉；8. 左心房；9. 左下肺静脉；10. 左下肺动脉；11. 降主动脉；12. 右下叶支气管；13. 左下叶支气管；14. 左肺舌叶；15. 左肺下叶；16. 右肺中叶；17. 右肺下叶

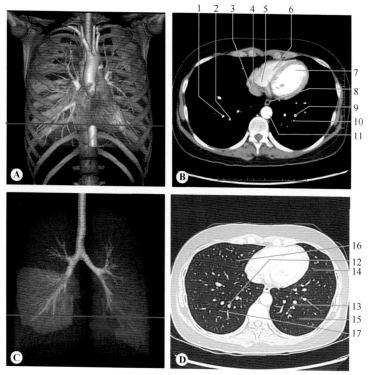

图 3-14　心室层面 (2)

1. 右肺下叶静脉；2. 右下肺动脉；3. 下腔静脉；4. 右冠状动脉；5. 右心房；
6. 右心室；7. 左心室；8. 食管；9. 左下肺静脉；10. 左下肺动脉；11. 降主动脉；
12. 右下叶支气管；13. 左下叶支气管；14. 左肺舌叶；15. 左肺下叶；16. 右
肺中叶；17. 右肺下叶

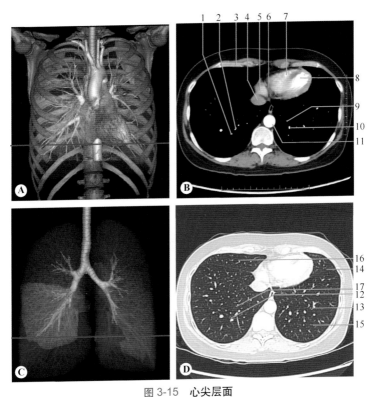

图 3-15　**心尖层面**

1. 右肺下叶动脉；2. 右下肺静脉；3. 肋软骨；4. 下腔静脉；5. 右心房；6. 右冠状动脉；7. 右心室；8. 左心室；9. 左下肺动脉；10. 左下肺静脉；11. 降主动脉；12. 右下叶支气管；13. 左下叶支气管；14. 左肺舌叶；15. 左肺下叶；16. 右肺中叶；17. 右肺下叶

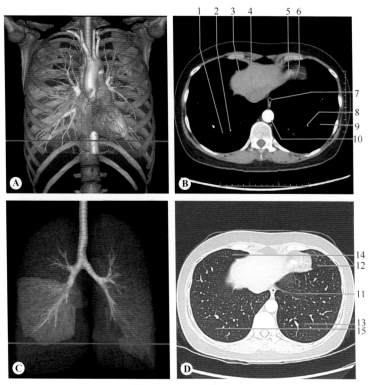

图 3-16　膈面顶部层面

1.右肺下叶动脉；2.右下肺静脉；3.肝脏；4.下腔静脉；5.右心室；6.左冠状动脉；7.食管；8.左下肺静脉；9.左下肺动脉；10.降主动脉；11.左肺韧带；12.左肺舌叶；13.左肺下叶；14.右肺中叶；15.右肺下叶

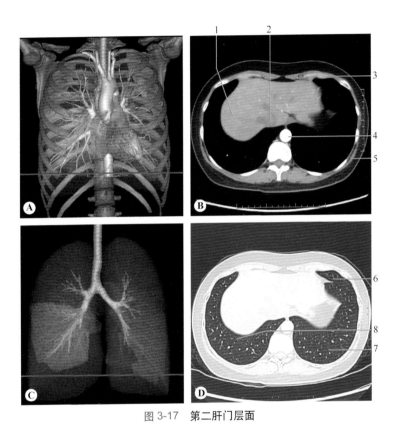

图 3-17　第二肝门层面

1. 肝脏；2. 下腔静脉；3. 肋软骨；4. 降主动脉；5. 斜方肌；6. 左肺舌叶；7. 左肺下叶；8. 右肺下叶

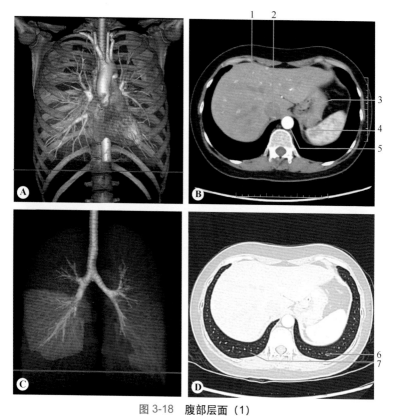

图 3-18 腹部层面（1）

1. 肝脏；2. 下腔静脉；3. 胃；4. 脾脏；5. 降主动脉；6. 左肺下叶；7. 右肺下叶

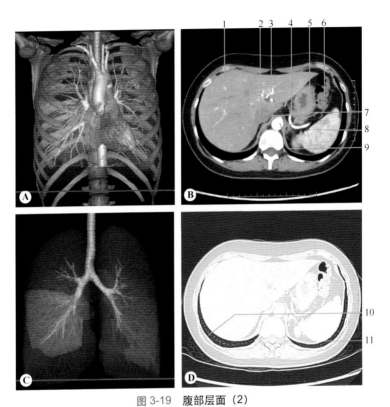

图 3-19 腹部层面（2）

1.肝脏；2.下腔静脉；3.肝固有动脉；4.脾动脉；5.胃；6.结肠；7.膈肌；8.脾脏；9.降主动脉；10.右肺下叶；11.左肺下叶

第二节 胸部CT矢状面解剖

胸部 CT 矢状面解剖见图 3-20 至图 3-27。

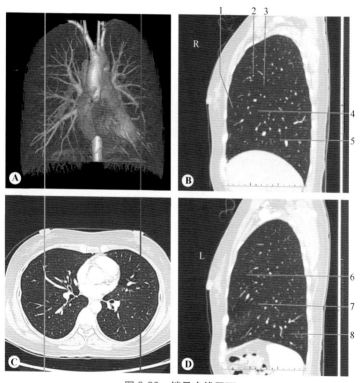

图 3-20 锁骨中线层面

1. 右肺中叶；2. 右肺上叶；3. 右肺水平裂；4. 右肺斜裂；5. 右肺下叶；6. 左肺上叶；7. 左肺斜裂；8. 左肺下叶

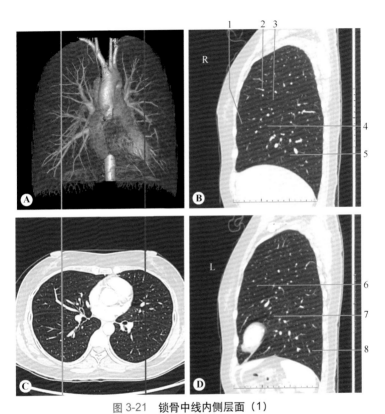

图 3-21 锁骨中线内侧层面（1）

1. 右肺中叶；2. 右肺上叶；3. 右肺水平裂；4. 右肺斜裂；5. 右肺下叶；6. 左肺上叶；7. 左肺斜裂；8. 左肺下叶

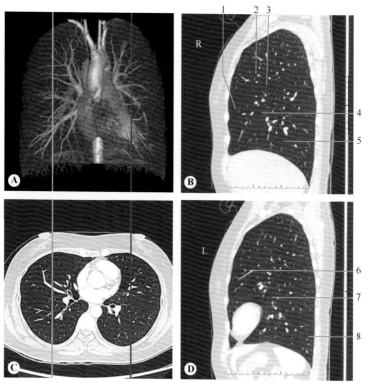

图 3-22　锁骨中线内侧层面（2）

1. 右肺中叶；2. 右肺上叶；3. 右肺水平裂；4. 右肺斜裂；5. 右肺下叶；6. 左肺上叶；7. 左肺斜裂；8. 左肺下叶

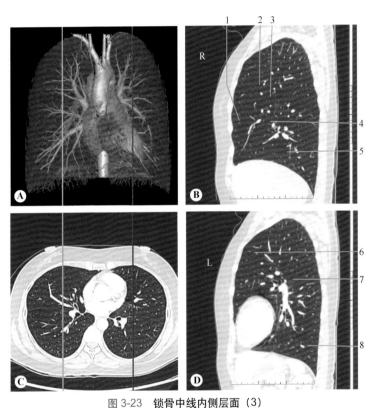

图 3-23　锁骨中线内侧层面（3）

1. 右肺中叶；2. 右肺上叶；3. 右肺水平裂；4. 右肺斜裂；5. 右肺下叶；6. 左肺上叶；7. 左肺斜裂；8. 左肺下叶

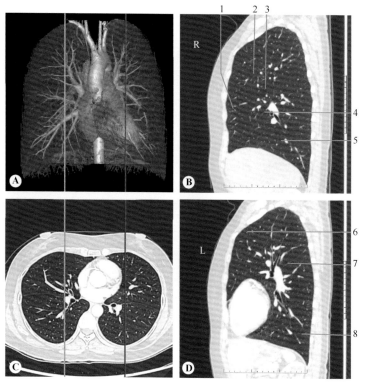

图 3-24　胸骨旁线层面

1. 右肺中叶；2. 右肺上叶；3. 右肺水平裂；4. 右肺斜裂；5. 右肺下叶；6. 左肺上叶；7. 左肺斜裂；8. 左肺下叶

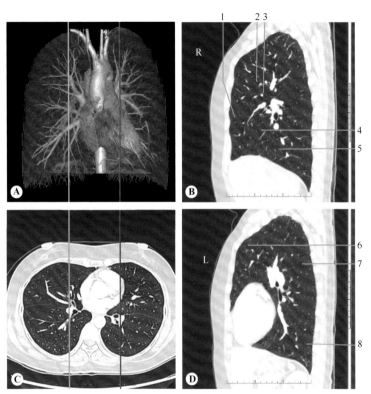

图 3-25　胸骨旁线内侧层面（1）

1. 右肺中叶；2. 右肺上叶；3. 右肺水平裂；4. 右肺斜裂；5. 右肺下叶；6. 左肺上叶；7. 左肺斜裂；8. 左肺下叶

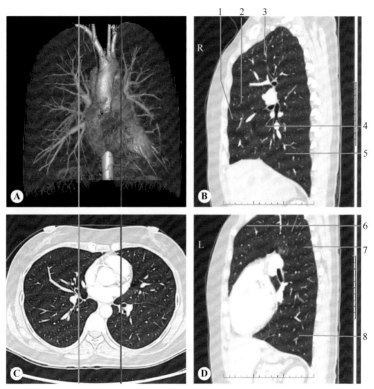

图 3-26　胸骨旁线内侧层面（2）

1. 右肺中叶；2. 右肺上叶；3. 右肺水平裂；4. 右肺斜裂；5. 右肺下叶；6. 左肺上叶；7. 左肺斜裂；8. 左肺下叶

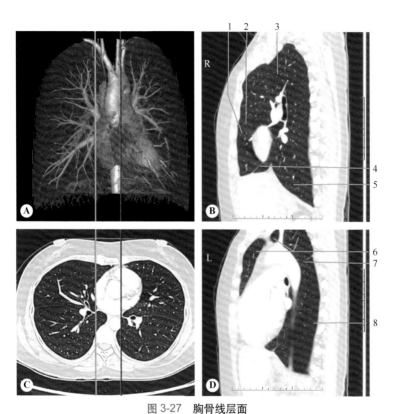

图 3-27　胸骨线层面

1. 右肺中叶；2. 右肺水平裂；3. 右肺上叶；4. 右肺斜裂；5. 右肺下叶；6. 左肺上叶；7. 左肺斜裂；8. 左肺下叶

第三节　胸部CT冠状面解剖

胸部 CT 冠状面解剖见图 3-28 至图 3-33。

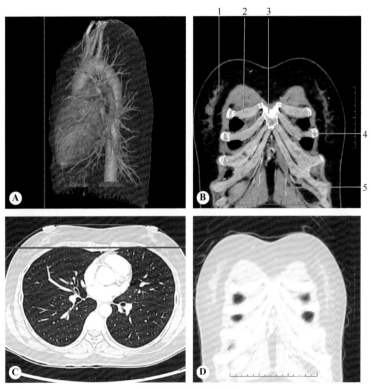

图 3-28　前胸壁层面

1.乳腺；2.肋软骨；3.胸骨；4.肋骨；5.腹直肌

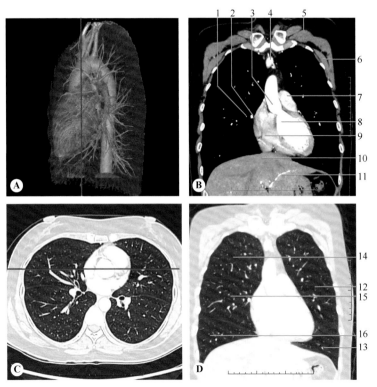

图 3-29　升主动脉层面

1. 右肺中叶动脉；2. 右上肺静脉；3. 升主动脉；4. 左头臂静脉；5. 胸大肌；6. 胸小肌；7. 肺动脉干；8. 左心室；9. 右心房；10. 肝脏；11. 肝动脉；12. 左肺上叶；13. 左肺下叶；14. 右肺上叶；15. 右肺中叶；16. 右肺下叶

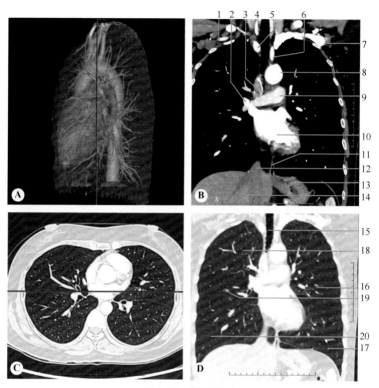

图 3-30 气管层面

1、5. 右锁骨下动脉；2. 右上肺静脉；3. 上腔静脉；4. 右侧颈总动脉；6. 左锁骨下动脉；7. 左锁骨下静脉；8. 主动脉弓；9. 肺动脉干；10. 左心房；11. 食管；12. 下腔静脉；13. 胃；14. 肝脏；15. 气管；16. 左肺上叶；17. 左肺下叶；18. 右肺上叶；19. 右肺中叶；20. 右肺下叶

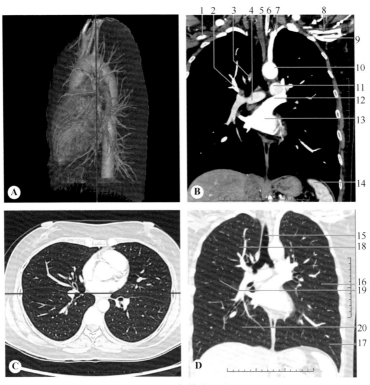

图 3-31 气管分叉层面

1. 右锁骨下动脉；2. 右上肺静脉；3. 奇静脉；4. 右肺动脉；5. 食管；6. 左颈总动脉；7、8. 左锁骨下动脉；9. 左锁骨下静脉；10. 主动脉弓；11. 左肺动脉；12. 左上肺静脉；13. 左心房；14. 脾脏；15. 气管；16. 左肺上叶；17. 左肺下叶；18. 右肺上叶；19. 右肺中叶；20. 右肺下叶

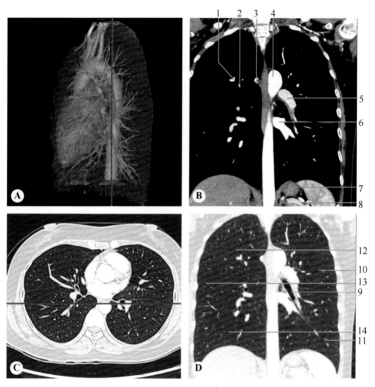

图 3-32　降主动脉层面

1. 右上肺静脉；2. 右上肺动脉；3. 奇静脉；4. 降主动脉；5. 左肺动脉；6. 左下肺静脉；7. 脾动脉；8. 脾静脉；9. 左肺下叶支气管；10. 左肺上叶；11. 左肺下叶；12. 右肺上叶；13. 右肺中叶；14. 右肺下叶

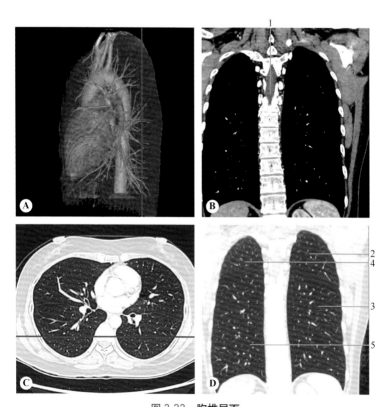

图 3-33　胸椎层面

1. 脊髓；2. 左肺上叶；3. 左肺下叶；4. 右肺上叶；5. 右肺下叶

第四节 胸部血管先天变异CT解剖

胸部血管先天变异 CT 解剖见图 3-34 至图 3-37。

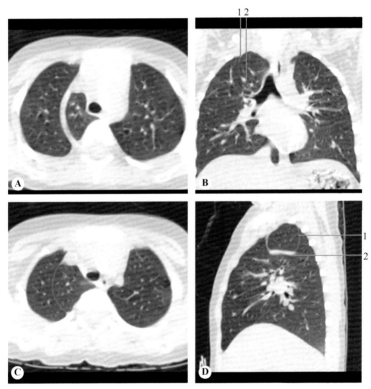

图 3-34 **奇静脉裂**

1. 奇静脉裂；2. 奇静脉

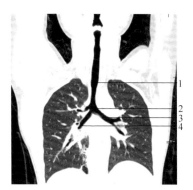

图 3-35　气管支气管

1. 气管；2. 气管支气管；3. 左主支气管；4. 右中间段支气管

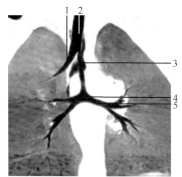

图 3-36　支气管桥

1. 右上叶支气管；2. 气管；3. 左主支气管（支气管桥）；4. 右中间段支气管；5. 左主支气管

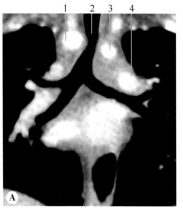

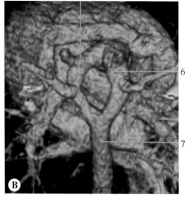

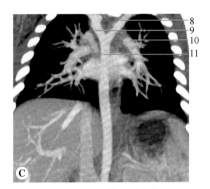

图 3-37　先天性血管环

1、6、9. 主动脉右弓；2. 气管；3、5、8. 主动脉左弓；4、10. 左肺动脉；
7、11. 降主动脉

（孙记航）

第4章

腹　　部

　　腹部位于胸部和盆部之间，包括腹壁、腹腔和腹腔脏器。腹壁的上界为胸廓下口，即剑突、肋弓、第11肋前端、第12肋下缘至第12胸椎棘突的连线。腹壁可分为腹前外侧壁和腹后壁，腹前外侧壁肌有腹直肌、腹外斜肌、腹内斜肌和腹横肌；腹后壁肌主要有腰方肌和腰大肌。腹壁与膈围成腹腔，内有消化、泌尿、淋巴和内分泌等系统的重要器官，并有血管、神经。腹腔的范围较腹壁大，上界为膈穹，呈穹隆状突入胸廓内，下方经骨盆入口与盆腔相通。

　　通常以两条水平线和两条垂直线将腹部分为三部九区，上水平线为两侧肋弓最低点的连线，下水平线为两侧髂结节的连线；两条垂直线和两条水平线将腹部分为上、中、下腹部，右季肋区，腹上区，左季肋区，右外侧区，脐区，左外侧区，右髂区，腹下区和左髂区。

　　腹腔可分为结肠上区、结肠下区和腹膜后隙，器官结构众多，分布具有规律性。泌尿系统的器官和大血管、神经干、淋巴结等位于腹膜后隙，贴壁于腹后壁；消化系统的大部分器官居前方，以横结肠及其系膜分为结肠上区器官和结肠下区器官，结肠上区以实质性脏器和胃等为主，结肠下区主要是肠管。

第一节 腹部CT横断面解剖

腹部 CT 横断面解剖见图 4-1 至图 4-6。

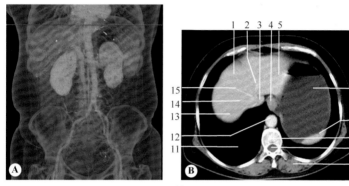

图 4-1 第二肝门层面

1.肝左内叶（Ⅳ段）；2.肝左静脉；3.下腔静脉；4.食管下端；5.肝左外叶上段
（Ⅱ段）；6.胃；7.脾；8.胸椎；9.椎管；10.竖脊肌；11.右肺下叶；12.腹主
动脉；13.肝右后叶上段（Ⅶ段）；14.肝右静脉；15.肝中静脉

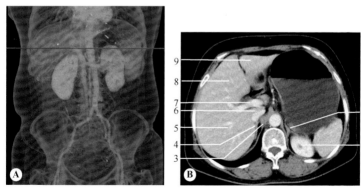

图 4-2 肝门层面

1.左侧肾上腺；2.左肾上极；3.膈肌右脚；4.右侧肾上腺；5.肝右后叶上段（Ⅶ
段）；6.尾状叶（Ⅰ段）；7.门静脉；8.肝右前叶上段（Ⅷ段）；9.肝左内叶（Ⅳ段）

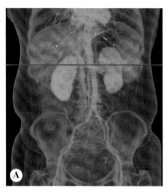
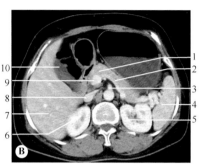

图 4-3　肠系膜上动脉起始层面

1. 胰颈；2. 脾静脉；3. 肠系膜上动脉；4. 脾；5. 左肾；6. 右肾上极；7. 肝右后叶下段（Ⅵ段）；8. 下腔静脉；9. 门静脉；10. 胆囊

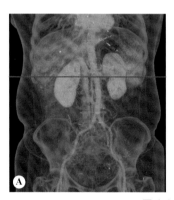
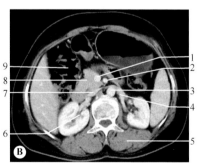

图 4-4　右肾门层面

1. 肠系膜上静脉；2. 肠系膜上动脉；3. 腹主动脉；4. 左肾静脉；5. 竖脊肌；6. 右肾；7. 下腔静脉；8. 胰头；9. 结肠右曲

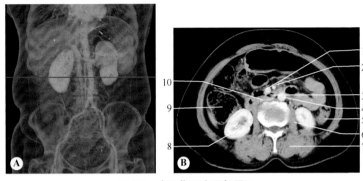

图 4-5　十二指肠水平部层面

1.肠系膜上静脉；2.肠系膜上动脉；3.十二指肠水平部；4.腹主动脉；5.降结肠；6.腰大肌；7.竖脊肌；8.右肾；9.升结肠；10.下腔静脉

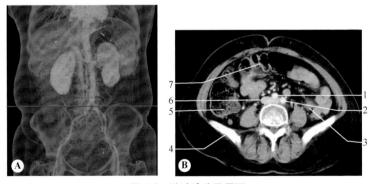

图 4-6　髂动脉分叉层面

1.右侧髂总动脉；2.左侧髂总动脉；3.降结肠；4.右侧髂骨；5.升结肠；6.下腔静脉；7.横结肠

第二节 腹部CT冠状面解剖

腹部 CT 冠状面解剖见图 4-7 至图 4-10。

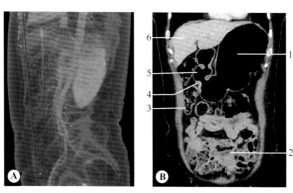

图 4-7　胃角切迹层面

1. 胃体；2. 小肠；3. 升结肠；4. 胃角切迹；5. 胃窦；6. 肝脏

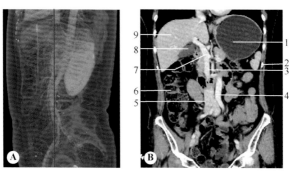

图 4-8　门脉起始处层面

1. 胃；2. 脾；3. 肠系膜上静脉；4. 腹主动脉；5. 下腔静脉；6. 升结肠；7. 门静脉；8. 胆囊；9. 肝脏

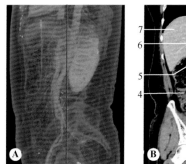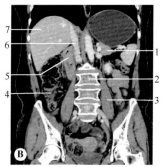

图 4-9　下腔静脉层面

1. 胰尾；2. 腰椎；3. 腰大肌；4. 升结肠；5. 十二指肠降段；6. 下腔静脉；7. 肝脏

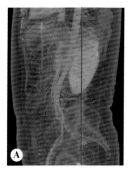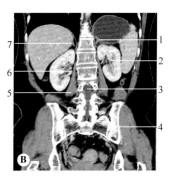

图 4-10　肾门层面

1. 左侧肾上腺；2. 左肾；3. 椎管；4. 左侧骶髂关节；5. 右侧腰大肌；6. 右肾；7. 右侧肾上腺

第三节　腹部CT矢状面解剖

腹部 CT 矢状面解剖见图 4-11 至图 4-14。

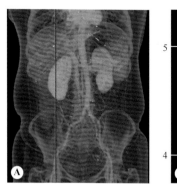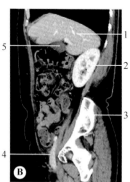

图 4-11　胆囊体部层面

1. 肝脏；2. 右肾；3. 右侧髂骨；4. 右侧髂静脉；5. 胆囊

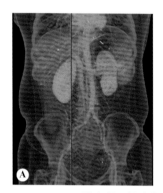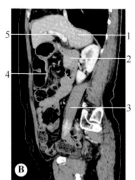

图 4-12　门脉左支矢状部层面

1. 肝脏；2. 胰颈；3. 腰大肌；4. 胃；5. 门脉左支矢状部

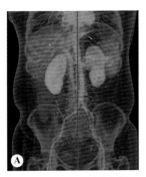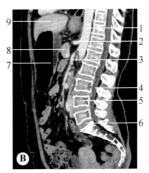

图 4-13　正中矢状层面

1. 腹主动脉；2. 腹腔干；3. 肠系膜上动脉；4. 椎管；5. 腰椎（L_4）；6. 椎间盘（L_5/S_1）；7. 胃；8. 胰体；9. 肝脏

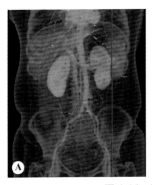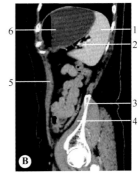

图 4-14　脾门层面

1. 脾；2. 脾门；3. 左侧髂骨；4. 左侧髂肌；5. 前腹壁；6. 胃

第四节 腹部CT血管成像解剖

本节就腹部主要动脉、门脉系统及下腔静脉（图4-15）做系统介绍。

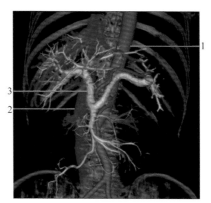

图 4-15 腹部血管三维解剖

1. 腹主动脉；2. 下腔静脉；3. 门静脉

一、动 脉

（一）腹腔动脉

腹腔动脉又称腹腔干，多于第 12 胸椎至第 1 腰椎水平从腹主动脉左前壁发出，腹腔动脉三大分支为胃左动脉、肝总动脉和脾动脉（图4-16）。

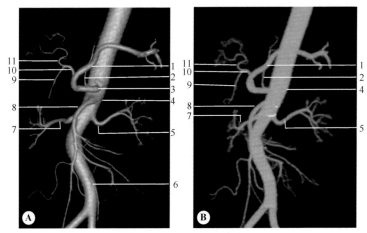

图 4-16　腹部主动脉及分支血管

1. 脾动脉；2. 胃左动脉；3. 腹腔干；4. 腹主动脉；5. 左肾动脉；6. 肠系膜下动脉；7. 右肾动脉；8. 肠系膜上动脉；9. 胃十二指肠动脉；10. 肝总动脉；11. 肝固有动脉

1. **肝总动脉**　大多数起自腹腔干，肝总动脉分为肝固有动脉和胃十二指肠动脉。肝固有动脉多数分为肝左动脉、肝右动脉和肝中动脉 3 条。胃十二指肠动脉行经十二指肠上部后缘，至幽门下缘处分为胃网膜右动脉和胰十二指肠上前动脉、上后动脉。

2. **脾动脉**　自腹腔干发出后，在腹膜后方沿胰腺上缘迂曲走行，经脾肾韧带抵达脾门，分 2 ～ 3 支入脾。

3. **胃左动脉**　自腹腔干发出后，向左上方至胃的贲门，然后沿胃小弯下行发出许多分支供应胃小弯区域营养。

（二）肠系膜上动脉

肠系膜上动脉在第 1 腰椎的中 1/3 平面（腹腔动脉下 1cm 左右），起自腹主动脉的前壁，肠系膜上动脉供应所有小肠、右半结肠、大部分横结肠的血液。

（三）肾动脉

由腹主动脉垂直分出，在肠系膜上动脉下方 1 ～ 2cm，第 1、2 腰椎之间发出，分别经肾门入左、右肾。肾动脉的分支为叶间动脉，穿行于肾柱内，上行至皮质与髓质交界处。

（四）肠系膜下动脉

起自腹主动脉的前壁，平第 3 腰椎及第 3 腰椎间盘高度，分支有左结肠动脉、乙状结肠动脉和直肠上动脉，供应降结肠、乙状结肠和直肠上段的血液。

二、静　　脉

（一）下腔静脉及主要属支

下腔静脉位于脊柱的右前方，沿腹主动脉的右侧上行，经肝的腔静脉沟，穿过膈肌腔静脉孔，开口于右心房。肝左静脉、中静脉、右静脉、双侧肾静脉分别开口进入下腔静脉（图 4-17）。

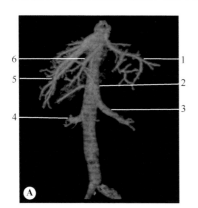
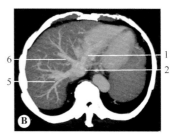

图 4-17　下腔静脉及肝静脉

1. 肝左静脉；2. 下腔静脉；3. 左肾静脉；4. 右肾静脉；5. 肝右静脉；6. 肝中静脉

（二）门静脉及主要属支

肝门静脉由脾静脉（肠系膜下静脉注入脾静脉）、肠系膜上静脉在胰颈后方汇合而成。上行至第一肝门，分为左、右二支入肝，在肝内反复分支，形成小叶间静脉，与肝动脉的分支小叶间动脉共同汇入肝血窦（图 4-18）。

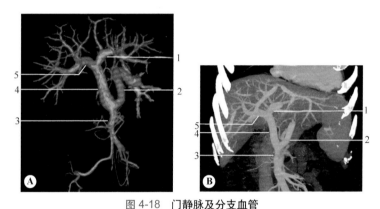

图 4-18　门静脉及分支血管

1.门静脉左支；2.脾静脉；3.肠系膜上静脉；4.门静脉；5.门静脉右支

第五节　腹部血管常见变异

一、腹腔动脉变异

（1）肝总动脉和脾动脉共型，胃左动脉多发自腹主动脉（图 4-19A）。

（2）肝总动脉、脾动脉与肠系膜上动脉组成肝脾肠系膜干，胃左动脉由腹主动脉发出（图 4-19B）。

（3）肝总动脉和胃左动脉共干组成胃肝干，脾动脉发自肠系膜上动脉（图 4-19C）。

（4）胃左动脉和脾动脉共干组成胃脾干，肝总动脉发自肠系膜上动脉（图 4-19D）。

（5）胃左动脉、肝总动脉、脾动脉、肠系膜上动脉共干组成胃肝脾肠系膜干（图 4-19E）。

（6）除胃左动脉、肝总动脉、脾动脉外，另有一条动脉支（肠系膜上动脉除外）为腹主动脉的第四分支（图 4-19F）。

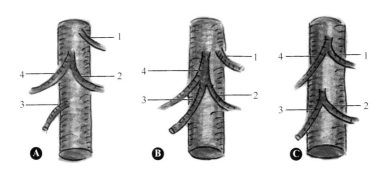

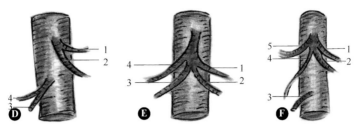

图 4-19　腹腔动脉解剖变异
图 A ～ E：1. 胃左动脉；2. 脾动脉；3. 肠系膜上动脉；4. 肝总动脉。图 F：1. 胃左动脉；2. 脾动脉；3. 腹主动脉第四分支；4. 肠系膜上动脉；5. 肝总动脉

二、肝动脉变异

　　肝固有动脉缺如者占 20%，此时肝左、右动脉直接起自肝总动脉。起自肝固有动脉以外的肝动脉称为迷走动脉，有 2 种情况：一种是作为肝左、右动脉之一而存在，代替肝左、右动脉，称为替代性肝动脉；另一种是作为肝左、右动脉的附加支而存在，称为副肝动脉。

　　（1）替代肝左动脉来源于胃左动脉（图 4-20A）。

　　（2）替代肝右动脉来源于肠系膜上动脉（图 4-20B）。

　　（3）替代肝左动脉来源于胃左动脉 + 替代肝右动脉来源于肠系膜上动脉（图 4-20C）。

　　（4）副肝左动脉来源于胃左动脉（图 4-20D）。

　　（5）副肝右动脉来源于肠系膜上动脉（图 4-20E）。

　　（6）副肝左动脉来源于胃左动脉 + 副肝右动脉来源于肠系膜上动脉（图 4-20F）。

　　（7）替代肝右动脉 + 副肝左动脉或替代肝左动脉 + 副肝右动脉（图 4-20G、图 4-20H）。

　　（8）肝总动脉起源于肠系膜上动脉（图 4-20I）。

　　（9）肝总动脉来自胃左动脉（图 4-20J）。

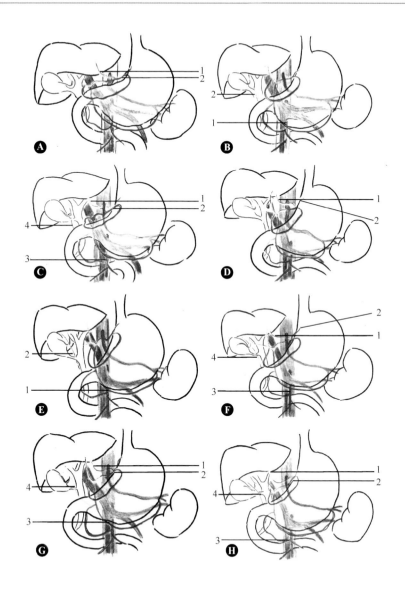

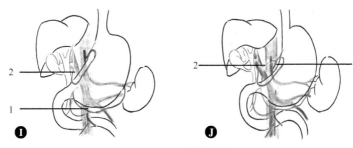

图 4-20　肝动脉解剖变异

图 A：1. 替代肝左动脉；2. 胃左动脉。图 B：1. 肠系膜上动脉；2. 替代肝右动脉。图 C：1. 替代肝左动脉；2. 胃左动脉；3. 肠系膜上动脉；4. 替代肝右动脉。图 D：1. 副肝左动脉；2. 胃左动脉。图 E：1. 肠系膜上动脉；2. 副肝右动脉。图 F：1. 副肝左动脉；2. 胃左动脉；3. 肠系膜上动脉；4. 副肝右动脉。图 G：1. 副肝左动脉；2. 胃左动脉；3. 肠系膜上动脉；4. 替代肝右动脉。图 H：1. 替代肝左动脉；2. 胃左动脉；3. 肠系膜上动脉；4. 副肝右动脉。图 I：1. 肠系膜上动脉；2. 肝总动脉。图 J：1. 胃左动脉；2. 肝总动脉

三、左肾静脉受压

　　左肾静脉在回流入下腔静脉的过程中，在穿经由腹主动脉和肠系膜上动脉形成的夹角或腹主动脉与脊柱之间的间隙时受到挤压，常伴有左肾静脉血流速度的下降、受压处远端静脉的扩张，临床称之为胡桃夹综合征（肾静脉受压综合征），包括肠系膜上动脉压迫肾静脉、肾静脉主动脉后位畸形（图 4-21、图 4-22）。

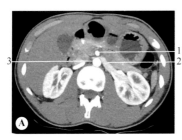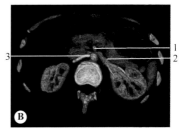

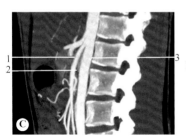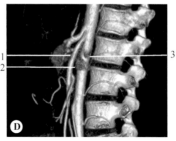

图 4-21　胡桃夹综合征

1.肠系膜上动脉；2.左肾静脉；3.腹主动脉。肠系膜上动脉与腹主动脉夹角变小，左肾静脉受压变窄，远端管腔扩张

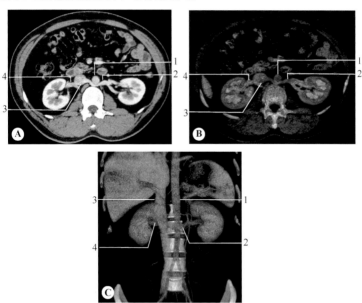

图 4-22　肾静脉主动脉后位畸形

1.腹主动脉；2.左肾静脉；3.下腔静脉；4.右肾静脉。左肾静脉走行于腹主动脉后方，管腔受压变窄，远端管腔扩张

（吕培杰　邢静静　柴亚如）

第5章

男性盆部

　　盆部位于躯干的下部，骨盆构成盆部的骨性支架，内面由盆壁肌及其筋膜覆盖，下口由盆底肌及其筋膜封闭。盆腔上部与腹腔相通，消化、泌尿和生殖系统的器官位于盆腔内。会阴指盆膈以下封闭骨盆下口的全部软组织，境界略呈菱形，耻骨联合下缘为前角，尾骨尖为后角，两侧角为坐骨结节，前外侧为坐骨支和耻骨下支，后外侧为骶结节韧带。两侧坐骨结节之间的连线将会阴分为前后两区，前方为尿生殖区，后方为肛区。

　　骨盆由侧方的髋骨、后方的骶尾骨围成，闭孔内肌和梨状肌覆盖骨性骨盆内面。闭孔内肌位于盆侧壁前方，梨状肌位于盆侧壁后方。盆底肌包括肛提肌和尾骨肌。髂外动脉沿腰大肌内侧缘下行至股部，起始部前方有输尿管跨过，末段前方有输精管越过。髂内动脉为盆内主要动脉，为一短干，行至坐骨大孔上缘处分为前、后两干。髂内静脉由盆腔内静脉汇聚而成，在骶髂关节前方与髂外静脉汇合成髂总静脉。

　　男性骨盆窄而长，上口为心形，下口窄小。男性盆腔脏器包括直肠、膀胱、输尿管盆部、前列腺、精囊及精索。直肠位于盆腔后部，后面与骶骨、尾骨和梨状肌邻接，两侧上部为腹膜形成的直肠旁窝，下部与肛提肌相邻。膀胱位于盆腔前部，位置及比邻关系受充盈程度影响，空虚时上界与骨盆上口相当，膀胱底上部借直肠膀胱陷凹与直肠相邻，下部与精囊和输精管壶腹相邻，膀胱颈与前列腺相接。

输尿管盆部到达膀胱外上角之前，输精管在其前上方由外侧向内侧越过，经输精管壶腹与精囊到达膀胱底。前列腺位于膀胱颈和尿生殖膈之间，前列腺底的前部有尿道穿入，后部有左右射精管向前下穿入。精囊为一对长椭圆形的囊状腺体，位于前列腺底后上方，前贴膀胱、后邻直肠。精索始于腹股沟管深环，止于睾丸后缘，上部位于腹股沟管内，下部位于阴囊内。阴囊是容纳睾丸、附睾和精索下部的囊，悬于耻骨联合下方，两侧大腿前内侧之间。

第一节　男性盆部CT横断面解剖

男性盆部 CT 的横断面解剖见图 5-1 至图 5-10。

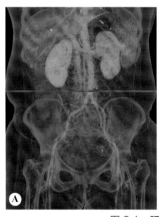

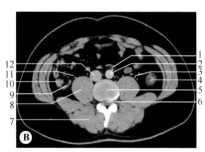

图 5-1　肠系膜下动脉根部层面

1.肠系膜下动脉；2.腹主动脉；3.左侧睾丸静脉；4.降结肠；5.腰椎；6.椎管；7.竖脊肌；8.腰大肌；9.阑尾；10.升结肠；11.右侧睾丸静脉；12.下腔静脉

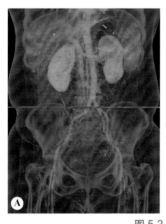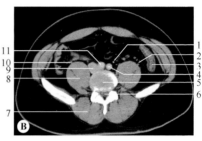

图 5-2　骨盆入口层面

1.肠系膜下动脉；2.左侧睾丸静脉；3.降结肠；4.左侧髂总动脉；5.腰椎；6.椎管；7.竖脊肌；8.腰大肌；9.下腔静脉；10.右侧睾丸静脉；11.右侧髂总动脉

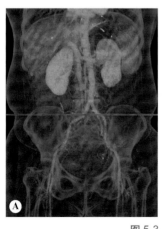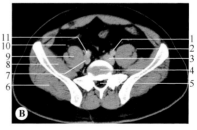

图 5-3　髂总血管层面

1.左侧髂总动脉；2.左侧睾丸静脉；3.左侧髂总静脉；4.腰椎；5.椎管；6.臀小肌；7.右侧髂总静脉；8.髂肌；9.腰大肌；10.右侧睾丸静脉；11.右侧髂总动脉

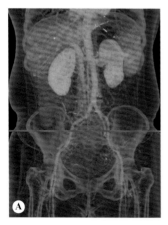
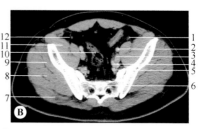

图 5-4　髂内外血管分叉层面

1. 左侧睾丸静脉；2. 髂外动脉；3. 髂外静脉；4. 髂内动脉；5. 髂内静脉；6. 骶骨；7. 臀大肌；8. 臀中肌；9. 臀小肌；10. 乙状结肠；11. 髂腰肌；12. 右侧睾丸静脉

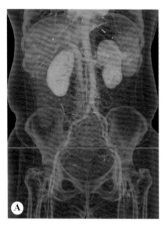
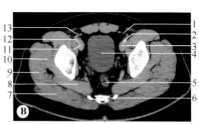

图 5-5　小骨盆入口层面

1. 左侧睾丸静脉；2. 左侧髂外动脉；3. 左侧髂外静脉；4. 膀胱；5. 上段直肠；6. 骶骨；7. 臀大肌；8. 梨状肌；9. 臀中肌；10. 臀小肌；11. 右侧髂外静脉；12. 右侧髂外动脉；13. 右侧睾丸静脉

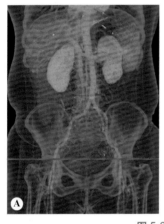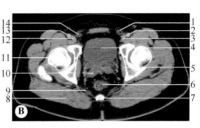

图 5-6　精囊腺层面

1. 左侧精索；2. 左侧股动脉；3. 左侧股静脉；4. 膀胱；5. 闭孔内肌；6. 中段直肠；7. 尾骨；8. 臀大肌；9. 肛提肌；10. 精囊；11. 股骨头；12. 右侧股静脉；13. 右侧股动脉；14. 右侧精索

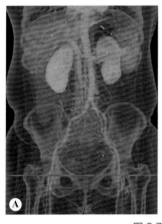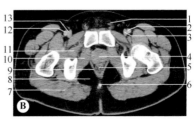

图 5-7　前列腺层面

1. 精索；2. 左侧股动脉；3. 左侧股静脉；4. 前列腺；5. 下段直肠；6. 尾骨尖；7. 臀大肌；8. 坐骨直肠窝；9. 肛提肌；10. 闭孔内肌；11. 闭孔外肌；12. 右侧股动脉；13. 右侧股静脉

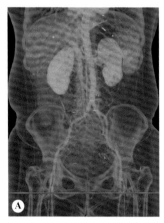
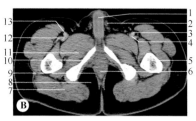

图 5-8　阴茎根部层面

1. 阴茎；2. 精索；3. 左侧股动脉；4. 左侧股静脉；5. 股骨；6. 下段直肠；7. 臀大肌；8. 坐骨直肠窝；9. 肛提肌；10. 耻骨下支；11. 闭孔外肌；12. 右侧股静脉；13. 右侧股动脉

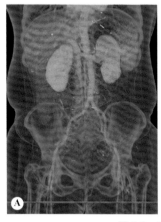
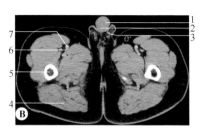

图 5-9　腹股沟管外环层面

1. 阴茎海绵体；2. 尿道海绵体；3. 精索；4. 臀大肌；5. 股骨上段；6. 股静脉；7. 股动脉

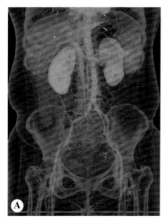
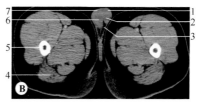

图 5-10　阴囊层面

1. 左侧附睾；2. 左侧睾丸；3. 阴囊；4. 臀大肌；5. 股骨上段；6. 右侧睾丸；
7. 右侧附睾

第二节 男性盆部CT冠状面解剖

男性盆部 CT 冠状面解剖见图 5-11 至图 5-14。

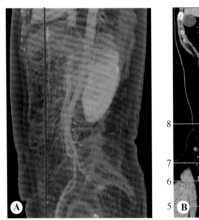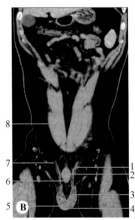

图 5-11 前腹壁层面

1. 精索；2. 阴茎海绵体；3. 附睾；4. 阴囊；5. 睾丸；6. 尿道海绵体；7. 腹
股沟管；8. 腹直肌

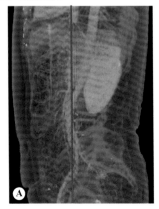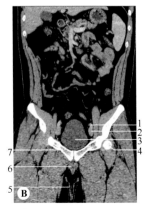

图 5-12 耻骨联合层面

1. 髂外动脉；2. 髂外静脉；3. 膀胱；4. 股骨头；5. 阴囊；6. 尿道球部；7. 耻骨

89

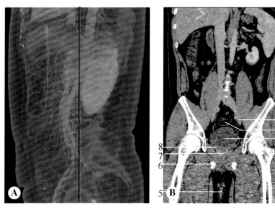

图 5-13 前列腺层面

1. 髂外静脉；2. 上段直肠；3. 膀胱；4. 股骨头；5. 阴囊；6. 耻骨下支；7. 前列腺；8. 精囊

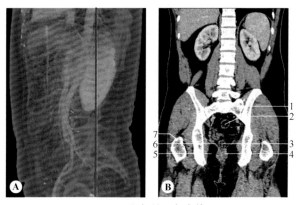

图 5-14 肛门括约肌复合体层面

1. 骶骨；2. 上段直肠；3. 下段直肠；4. 肛门括约肌复合体；5. 坐骨直肠窝；6. 肛提肌；7. 股骨大转子

第三节　男性盆部CT矢状面解剖

男性盆部 CT 矢状面解剖见图 5-15 至图 5-18。

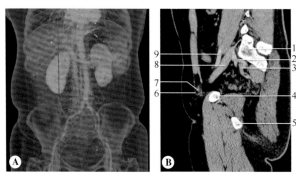

图 5-15　腹股沟管内环层面

1. 骶骨；2. 髂内动脉；3. 髂内静脉；4. 耻骨上支；5. 耻骨下支；6. 腹股沟管；
7. 精索；8. 髂外静脉；9. 髂外动脉

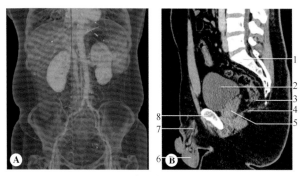

图 5-16　腹股沟管外环层面

1. 骶 1（S_1）椎体；2. 膀胱；3. 直肠；4. 直肠尾骨肌；5. 前列腺；6. 睾丸；7. 精
索；8. 耻骨支

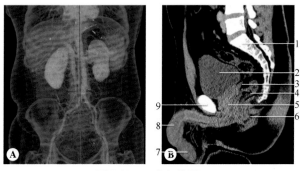

图 5-17　正中矢状层面

1. 骶 1（S$_1$）椎体；2. 膀胱；3. 精囊；4. 直肠；5. 前列腺；6. 肛缘；7. 睾丸；
8. 阴茎；9. 耻骨联合

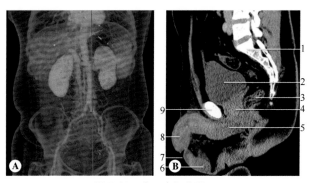

图 5-18　旁正中矢状层面

1. 骶 1（S$_1$）椎体；2. 膀胱；3. 直肠；4. 前列腺；5. 尿道球部；6. 睾丸；7. 阴
囊；8. 阴茎；9. 耻骨联合

（高　歌　郭小超）

第6章

女 性 盆 部

　　女性骨盆宽而短，上口近似圆形，下口较宽大。女性盆腔脏器包括直肠、膀胱、输尿管盆部、子宫、卵巢、输卵管及阴道。直肠子宫陷凹以上，直肠与子宫颈及阴道穹后部相隔两层腹膜；直肠子宫陷凹以下，直肠借直肠阴道隔与阴道后壁相邻。膀胱底与子宫颈和阴道前壁相贴，膀胱颈与尿生殖膈相邻。输尿管盆部位于卵巢的后下方，在经子宫阔韧带基底部至子宫颈外侧约 2cm 处时，有子宫动脉从前上方跨过。子宫位于膀胱与直肠之间，其前面借膀胱子宫陷凹与膀胱上面相邻，子宫颈阴道上部前方借膀胱阴道隔与膀胱底部相邻，子宫后面借直肠子宫陷凹及直肠阴道隔与直肠为邻。卵巢位于髂内、髂外动脉分叉处的卵巢窝内，后界为髂内动脉和输尿管，上端以卵巢悬韧带连于盆侧壁，下端借卵巢固有韧带与同侧子宫角相连。阴道前壁短，上部借膀胱阴道隔与膀胱底、膀胱颈相邻，下部与尿道后壁直接相贴；后壁较长，上部与直肠子宫陷凹相邻，中部借直肠阴道隔与直肠壶腹相邻，下部与肛管之间有会阴中心腱。输卵管位于子宫阔韧带上缘内，外侧端呈漏斗状膨大，由输卵管腹腔口通向腹膜腔。女性腹膜腔经输卵管腹腔口、输卵管、子宫腔和阴道与外界相通。CT 通常难以显示输卵管结构。

第一节　女性盆部CT横断面解剖

女性盆部 CT 横断面解剖见图 6-1 至图 6-10。

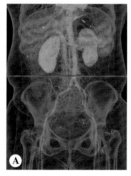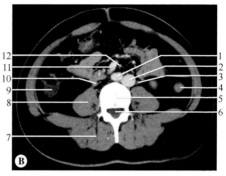

图 6-1　肠系膜下动脉层面

1. 腹主动脉；2. 下腔静脉（左位）；3. 左侧卵巢静脉；4. 降结肠；5. 腰椎；6. 椎管；7. 竖脊肌；8. 腰大肌；9. 升结肠；10. 右侧卵巢静脉；11. 肠系膜上静脉；12. 肠系膜下动脉

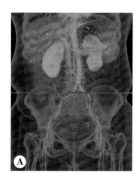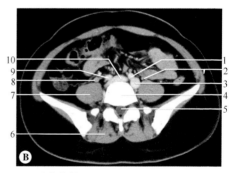

图 6-2　髂总血管层面

1. 左侧髂总动脉；2. 左侧卵巢静脉；3. 左侧髂总静脉；4. 腰椎；5. 椎管；6. 竖脊肌；7. 腰大肌；8. 右侧卵巢静脉；9. 右侧髂总动脉；10. 右侧髂总静脉

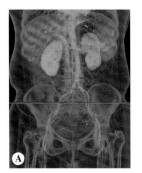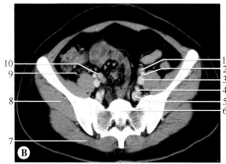

图 6-3 髂内外血管分叉层面

1. 左侧卵巢静脉；2. 髂外动脉；3. 髂外静脉；4. 髂内动脉；5. 髂内静脉；6. 骶骨；7. 臀大肌；8. 臀中肌；9. 阑尾；10. 右侧卵巢静脉

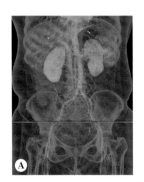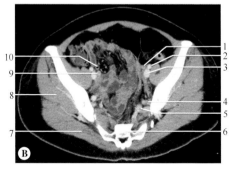

图 6-4 小骨盆入口层面

1. 左侧卵巢静脉；2. 髂外动脉；3. 髂外静脉；4. 髂内动脉；5. 髂内静脉；6. 骶骨；7. 臀大肌；8. 臀中肌；9. 右侧卵巢静脉；10. 阑尾

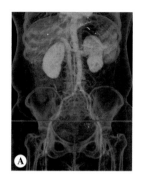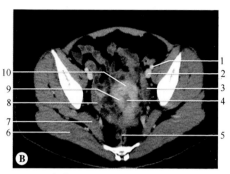

图 6-5　子宫底层面

1. 髂外动脉；2. 髂外静脉；3. 左侧卵巢；4. 子宫腔；5. 上段直肠；6. 臀大肌；
7. 梨状肌；8. 右侧卵巢；9. 子宫壁；10. 子宫底

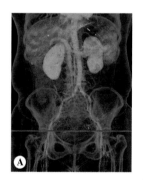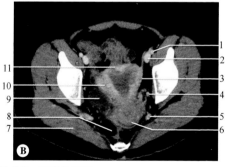

图 6-6　子宫体层面

1. 髂外动脉；2. 髂外静脉；3. 子宫角；4. 髂内动脉；5. 髂内静脉；6. 子宫颈；7. 臀大肌；8. 中段直肠；9. 膀胱；10. 子宫体；11. 子宫底

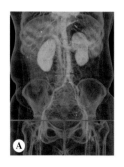
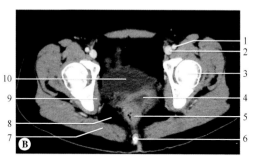

图 6-7　阴道上段层面

1. 髂外动脉；2. 髂外静脉；3. 股骨头；4. 阴道上段；5. 下段直肠；6. 尾骨；
7. 臀大肌；8. 坐骨直肠窝；9. 闭孔内肌；10. 膀胱

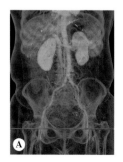
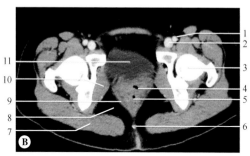

图 6-8　阴道下段层面

1. 髂外动脉；2. 髂外静脉；3. 股骨头；4. 阴道下段；5. 下段直肠；6. 尾骨尖；
7. 臀大肌；8. 坐骨直肠窝；9. 肛提肌；10. 闭孔内肌；11. 膀胱

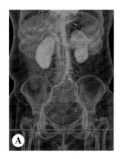
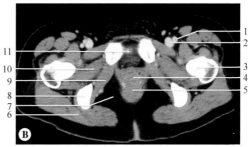

图 6-9　坐骨结节层面

1. 髂外动脉；2. 髂外静脉；3. 股骨颈；4. 阴道下段；5. 下段直肠；6. 臀大肌；
7. 坐骨直肠窝；8. 坐骨结节；9. 闭孔内肌；10. 闭孔外肌；11. 耻骨联合

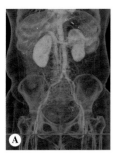
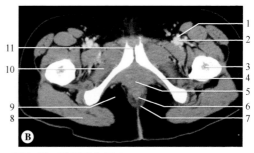

图 6-10　耻骨联合层面

1. 髂外动脉；2. 髂外静脉；3. 股骨大转子；4. 耻骨下支；5. 阴道下段；6. 下段直肠；7. 肛门括约肌复合体；8. 臀大肌；9 坐骨直肠窝；10. 闭孔外肌；11. 耻骨联合

第二节 女性盆部CT冠状面解剖

女性盆部 CT 冠状面解剖见图 6-11 至图 6-14。

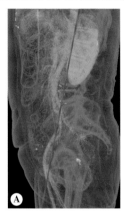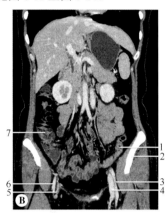

图 6-11 耻骨联合前部层面

1.降结肠；2.髂骨；3.左侧髂外动脉；4.左侧髂外静脉；5.右侧髂外静脉；
6.右侧髂外动脉；7.升结肠

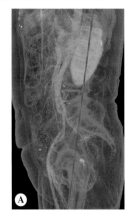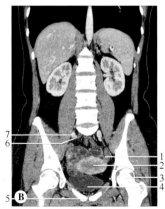

图 6-12 耻骨联合层面

1.左侧卵巢；2.子宫；3.股骨头；4.膀胱；5.耻骨联合；6.髂总动脉；7.髂
总静脉

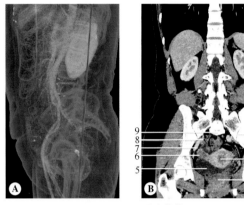

图 6-13　骶髂关节层面

1.骶髂关节；2.子宫；3.股骨大转子；4.阴道；5.膀胱；6.右侧卵巢；7.髂内静脉；8.髂内动脉；9.骶骨岬

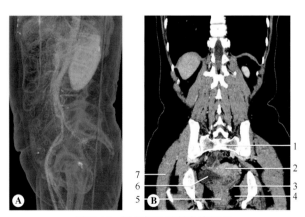

图 6-14　肛门括约肌复合体层面

1.骶骨；2.子宫颈；3.肛提肌；4.坐骨直肠窝；5.肛门括约肌复合体；6.膀胱；7.臀大肌

第三节 女性盆部CT矢状面解剖

女性盆部 CT 矢状面解剖见图 6-15 至图 6-18。

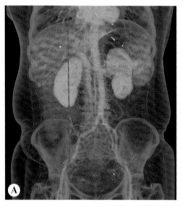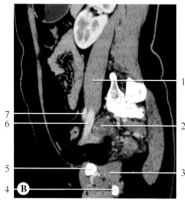

图 6-15 卵巢层面

1. 腰大肌；2. 卵巢；3. 闭孔内肌；4. 耻骨下支；5. 耻骨上支；6. 髂外静脉；
7. 髂外动脉

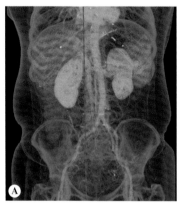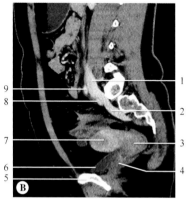

图 6-16 髂血管分叉层面

1. 髂总静脉；2. 髂内静脉；3. 子宫颈；4. 阴道；5. 耻骨支；6. 膀胱；7. 子宫体；8. 髂内动脉；9. 髂外动脉

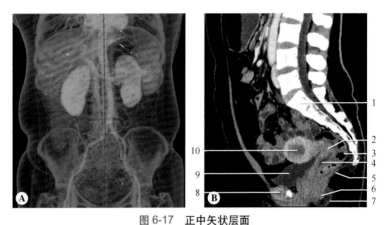

图 6-17　正中矢状层面

1. 骶 1（S₁）椎体；2. 子宫颈；3. 中段直肠；4. 阴道；5. 直肠尾骨肌；
6. 下段直肠；7. 肛缘；8. 耻骨联合；9. 膀胱；10. 子宫体

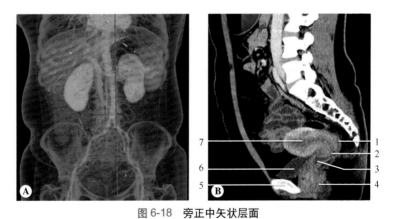

图 6-18　旁正中矢状层面

1. 阴道后穹窿；2. 子宫颈；3. 阴道；4. 下段直肠；5. 耻骨支；6. 膀胱；7. 子宫体

（王　蕊　郭小超）

第7章

脊　　柱

第一节　脊柱颈段CT解剖

一、颈椎概述

颈椎位于头以下、胸椎以上，共有七块颈椎骨，除寰椎与枢椎外，其他颈椎之间均有一个椎间盘。除寰椎、枢椎结构较特殊外，其余颈椎与胸、腰段椎骨大致相似，均由椎体、椎弓、突起（包括上关节突、下关节突、横突和棘突）等基本结构组成。椎体与椎弓共同围成椎孔。所有的椎孔相连构成椎管，脊髓位于其中。颈椎又是脊柱椎骨中体积最小、灵活性最大、活动频率最高的节段。

二、寰　　椎

寰椎无椎体和棘突，由前弓、后弓和左右两个侧块组成。前弓前面正中有前结节，后面有一稍凹的关节面称为齿突凹。侧块上面是上关节与枕髁相关节。上关节面形态多样，左右多不对称。侧块下面为近似圆形的下关节面，略凹陷，与枢椎上关节面相关节。在侧面后方的后弓上面有椎动脉沟。后弓后缘正中有粗糙隆起，称为后结节。

三、枢　　椎

枢椎椎体是颈椎骨中最坚固者，有向上突起的齿状突。齿状突原为寰椎的椎体，在发育过程中脱离寰椎而与枢椎椎体融合。齿突前面有关节面与寰椎前弓的齿突凹相关节。枢椎的椎体较其他颈椎要小。枢椎椎弓根较短而粗，在椎弓根和椎板连结部的下方，有下关节突，其关节面向下偏前，与下位椎骨的上关节面构成椎间关节。

四、寰枕关节与寰枢关节

寰枕关节由枕髁和寰椎上关节面组成，其关节囊连结松弛，可使头部作屈伸和侧屈运动。借寰枕前膜、后膜加强关节的稳定性。寰枢关节包括寰枢外侧关节和寰枢正中关节。前者由寰椎下关节面与枢椎上关节面组成，关节囊和周围韧带松弛；后者位于齿突前后，前方由齿突与前弓的关节面组成，后方为齿突与寰椎横韧带间的滑膜囊。覆膜是后纵韧带向上的延续，覆盖在齿突后方，向上附于枕骨斜坡，有防止齿突后移、保护脊髓的作用。齿突尖韧带位于寰椎韧带深面，张于齿突尖与枕骨大孔前缘之间。翼状韧带位于寰椎横韧带的前上方，位于齿突与枕髁之间，限制头部过度前俯和旋转。寰椎横韧带和翼状韧带又合称枕寰枢韧带复合体，具有稳定寰枢关节和寰枕关节的作用。寰椎横韧带中部向上下各发出一纵行纤维束，分别附于枕骨大孔前缘和枢椎体后面，纵、横纤维束构成寰椎十字韧带，有限制齿突后移的作用。

五、椎体间的连接

寰枢连结由两组关节和特殊韧带构成。$C_2 \sim C_7$ 椎体之间借助椎间盘、前纵韧带和后纵韧带紧密相连。前纵韧带是人体内最长的韧带，厚而宽，较坚韧。后纵韧带较细长，较前纵韧带为弱，紧贴椎体的后缘。黄韧带又称弓间韧带，是连接相邻两椎弓板的阶段性的弹性结缔组织膜，参与围成椎管的后外侧壁。棘上韧带特别发达，形成所谓的项韧带。棘间韧带是连接相邻棘突的韧带，有限制脊柱过屈的作用。

颈深肌分为内侧群和外侧群。内侧群位于脊柱前面、正中线的两侧，共有四块肌肉，分别为颈长肌、头长肌、头前直肌、头外侧直肌。外侧群位于脊柱颈部的两侧，分别为前斜角肌、中斜角肌及后斜角肌。

六、颈椎 CT 横断面解剖

颈椎 CT 的横断面解剖见图 7-1 至图 7-12。

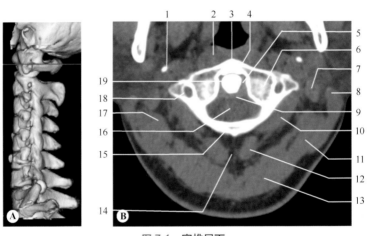

图 7-1 寰椎层面

1. 茎突；2. 头长肌；3. 寰椎前弓；4. 寰枢正中关节；5. 寰枢外侧关节；6. 寰椎侧块；7. 二腹肌后腹；8. 胸锁乳突肌；9. 寰椎横韧带；10. 头下斜肌；11. 头夹肌；12. 头后大直肌；13. 头半棘肌；14. 项韧带；15. 寰椎后弓；16. 颈髓；17. 头最长肌；18. 横突孔；19. 枢椎齿状突

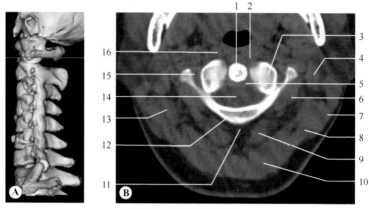

图 7-2　枢椎齿状突层面

1. 枢椎齿状突；2. 颈长肌；3. 寰椎侧块；4. 二腹肌后腹；5. 寰椎横韧带；
6. 头下斜肌；7. 胸锁乳突肌；8. 头夹肌；9. 头后大直肌；10. 头半棘肌；
11. 项韧带；12. 寰椎后弓；13. 头最长肌；14. 颈髓；15. 横突孔；16. 头长肌

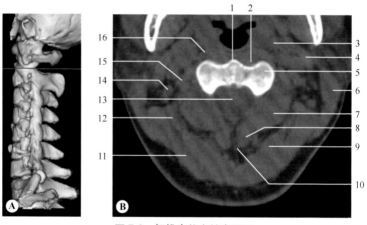

图 7-3　枢椎齿状突基底层面

1. 齿状突基底部；2. 颈长肌；3. 茎突舌骨肌；4. 二腹肌后腹；5. 枢椎椎
体；6. 胸锁乳突肌；7. 头下斜肌；8. 头后大直肌；9. 头半棘肌；10. 项韧带；
11. 头夹肌；12. 头最长肌；13. 颈髓；14. 肩胛提肌；15. 颈最长肌；16. 头长肌

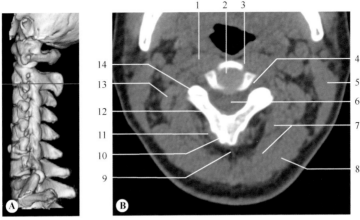

图 7-4　C₂ ～ C₃ 椎间盘层面

1. 头长肌；2. C₂ ～ C₃ 椎间盘；3. 颈长肌；4. 椎间孔；5. 胸锁乳突肌；6. 颈髓；7. 头半棘肌；8. 头夹肌；9. 项韧带；10. 枢椎棘突；11. 颈棘肌；12. 枢椎椎板；13. 肩胛提肌；14. C₂ ～ C₃ 关节突关节

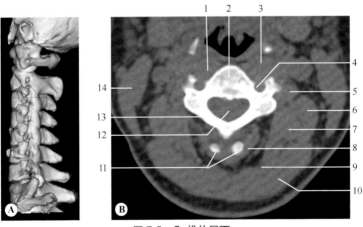

图 7-5　C₃ 椎体层面

1. 颈长肌；2. C₃ 椎体；3. 头长肌；4. 横突孔；5. 中斜角肌；6. 肩胛提肌；7. 颈夹肌；8. 颈半棘肌；9. 头半棘肌；10. 头夹肌；11. C₃ 棘突；12. 颈髓；13. C₃ 椎板；14. 胸锁乳突肌

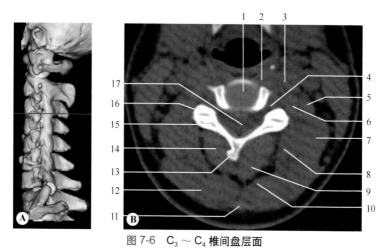

图 7-6　C₃～C₄椎间盘层面

1.C₃～C₄椎间盘；2.颈长肌；3.头长肌；4.椎间孔；5.中斜角肌；6.头最长肌；7.肩胛提肌；8.头夹肌；9.颈半棘肌；10.头半棘肌；11.项韧带；12.头夹肌；13.C₃棘突；14.颈棘肌；15.椎板；16.C₃～C₄关节突关节；17.颈髓

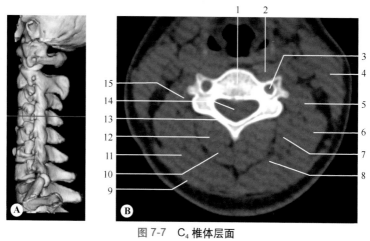

图 7-7　C₄椎体层面

1.C₄椎体；2.颈长肌；3.横突孔；4.胸锁乳突肌；5.中斜角肌；6.肩胛提肌；7.颈夹肌；8.头半棘肌；9.斜方肌；10.颈半棘肌；11.头夹肌；12.颈棘肌；13.C₄椎板；14.颈髓；15.头最长肌

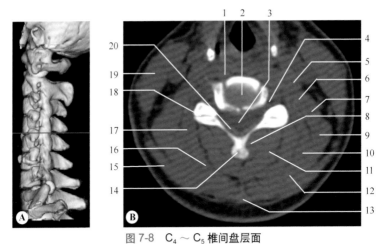

图 7-8 C₄ ～ C₅ 椎间盘层面

1. 颈长肌; 2. C₄ ～ C₅ 椎间盘; 3. 脊髓; 4. 椎间孔; 5. 头长肌; 6. 中斜角肌;
7. 后斜角肌; 8. 颈棘肌与多裂肌; 9. 肩胛提肌; 10. 颈夹肌; 11. 颈半棘肌;
12. 头夹肌; 13. 项韧带; 14. 棘突; 15. 斜方肌; 16. 头半棘肌; 17. 头夹肌;
18. 关节突关节; 19. 胸锁乳突肌; 20. 黄韧带

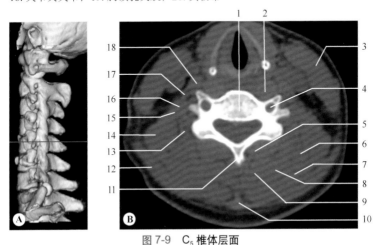

图 7-9 C₅ 椎体层面

1. C₅ 椎体; 2. 颈长肌; 3. 胸锁乳突肌; 4. 横突孔; 5. 颈棘肌与多裂肌; 6. 颈夹肌;
7. 头夹肌; 8. 头半棘肌; 9. 颈半棘肌; 10. 项韧带; 11. 棘突; 12. 斜方肌; 13. 颈
长肌; 14. 肩胛提肌; 15. 后斜角肌; 16. 中斜角肌; 17. 前斜角肌; 18. 头长肌

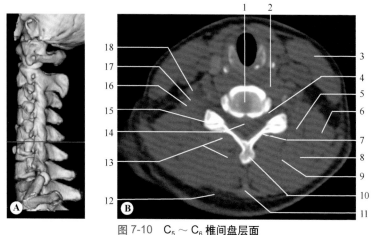

图 7-10　C₅ ~ C₆ 椎间盘层面

1. C₅ ~ C₆ 椎间盘; 2. 颈长肌; 3. 胸锁乳突肌; 4. 椎间孔; 5. 颈夹肌; 6. 肩胛提肌; 7. 椎弓; 8. 头夹肌; 9. 颈半棘肌; 10. 棘突; 11. 项韧带; 12. 深筋膜浅层; 13. 颈棘肌与多裂肌; 14. 脊髓; 15. 关节突关节; 16. 后斜角肌; 17. 中斜角肌; 18. 前斜角肌

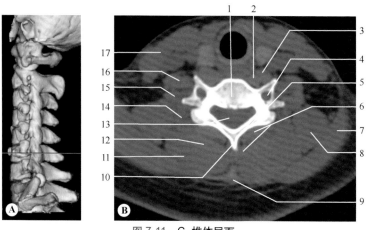

图 7-11　C₆ 椎体层面

1. C₆ 椎体; 2. 颈长肌; 3. 头长肌; 4. 横突孔; 5. 椎弓; 6. 颈棘肌与多裂肌; 7. 斜方肌; 8. 肩胛提肌; 9. 项韧带; 10. 棘突; 11. 头夹肌; 12. 颈半棘肌; 13. 脊髓; 14. 颈夹肌; 15. 后斜角肌; 16. 前斜角肌; 17. 胸锁乳突肌

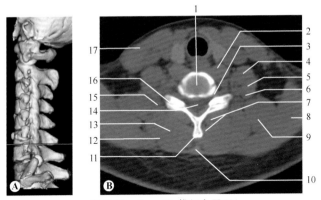

图 7-12 $C_6 \sim C_7$ 椎间盘层面

1. $C_6 \sim C_7$ 椎间盘；2. 颈长肌；3. 椎间孔；4. 前斜角肌；5. 中斜角肌；6. 后斜角肌；7. 颈棘肌与多裂肌；8. 斜方肌；9. 肩胛提肌；10. 项韧带；11. 棘突；12. 头夹肌；13. 颈半棘肌；14. 脊髓；15. 头半棘肌；16. 关节突关节；17. 胸锁乳突肌

七、颈椎 CT 冠状面解剖

颈椎 CT 冠状面解剖见图 7-13 至图 7-15。

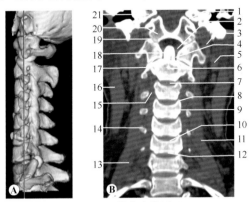

图 7-13 椎体中线层面

1. 寰枕关节；2. 翼状韧带；3. 头外侧直肌；4. 寰枢外侧关节；5. 二腹肌后腹；6. 枢椎椎体；7. $C_2 \sim C_3$ 椎间盘；8. C_4 钩突；9. C_4 椎体；10. C_6 椎体上终板；11. 中斜角肌；12. C_6 椎体下终板；13. 后斜角肌；14. C_5 横突；15. C_3 横突孔；16. 胸锁乳突肌；17. 寰枢关节；18. 齿状突；19. 寰枕关节；20. 寰椎侧块；21. 枕髁

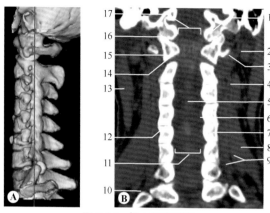

图 7-14　椎小关节层面

1. 枕髁；2. 头上斜肌；3. 头下斜肌；4. 肩胛提肌；5. 颈髓；6. 蛛网膜下腔；
7. C_5 关节突；8. 中斜角肌；9. 后斜角肌；10. 第 1 后肋；11. 骨性椎管；
12. $C_4 \sim C_5$ 关节突关节；13. 胸锁乳突肌；14. 寰枢关节；15. 寰椎侧块；
16. 寰枕关节；17. 枕骨大孔

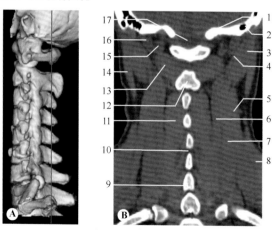

图 7-15　棘突层面

1. 枕骨；2. 乳突；3. 头夹肌；4. 头最长肌；5. 肩胛提肌；6. 颈半棘肌；7. 颈夹
肌；8. 斜方肌；9. C_7 棘突；10. 棘间韧带；11. 多裂肌；12. C_2 棘突；13. 头下斜
肌；14. 胸锁乳突肌；15. 头上斜肌；16. 二腹肌后腹；17. 小脑延髓池

八、颈椎 CT 矢状位解剖

颈椎 CT 矢状位解剖见图 7-16、图 7-17。

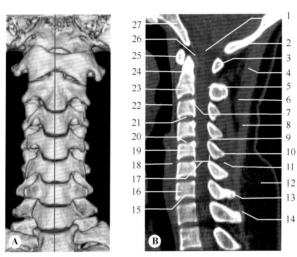

图 7-16　颈椎中线层面

1. 枕骨大孔；2. 枕内隆突；3. 寰椎后弓；4. 头半棘肌；5. 蛛网膜下腔；6. 头夹肌；7. 后纵韧带；8. 项韧带；9. 黄韧带；10. C_5 棘突；11. 棘间肌；12. 颈后皮下脂肪层；13. C_7 棘突；14. 棘上韧带；15. C_7 椎体下终板；16. C_7 椎体；17. 骨性椎管；18. 食管；19. C_5 椎体；20. C_5 上终板；21. $C_3 \sim C_4$ 椎间盘；22. 头长肌；23. 枢椎椎体；24. 齿状突；25. 寰椎前弓；26. 覆膜；27. 枕骨斜坡

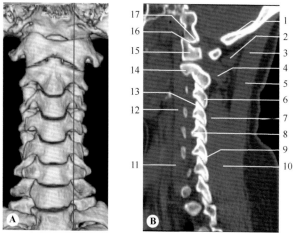

图 7-17　椎小关节层面

1. 枕内隆突；2. 头后大直肌；3. 头半棘肌；4. 头下斜肌；5. 头夹肌；6. C₃
下关节突；7. 颈半棘肌与多裂肌；8. C₅椎弓根；9. C₆～C₇关节突关节；
10. 颈半棘肌；11. 颈长肌；12. 头长肌；13. C₄上关节突；14. 枢椎椎体；
15. 寰椎侧块；16. 寰枕关节；17. 枕髁

第二节　脊柱胸段CT解剖

一、胸 椎 概 述

胸椎位于脊柱胸段，由 12 节椎骨组成。椎体自上而下逐渐增大，横截面近似心形或三角形。上位胸椎似颈椎，下位胸椎似腰椎。在椎体侧面后份上、下缘有上肋凹和下肋凹与肋头相关节。胸椎管为圆形，较颈椎的小。横突末端前面有圆形的横突肋凹与肋结节相关节。关节突关节面近冠状位，上关节突关节面平坦，下关突关节面略凹陷。胸椎棘突较长，伸向后下方，彼此叠盖。

二、胸椎 CT 横断面解剖

胸椎 CT 横断面解剖见图 7-18。

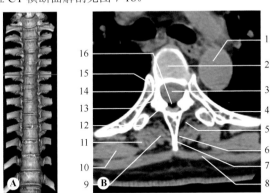

图 7-18　$T_4 \sim T_5$ 椎间盘层面

1.降主动脉；2. $T_4 \sim T_5$ 椎间盘；3.胸髓；4.横突；5.多裂肌；6.胸棘肌；7.棘突；8.斜方肌；9.胸半棘肌；10.大菱形肌；11.背阔肌；12.T_5 上关节突；13.T_4 下关节突；14.椎弓；15.第 5 肋骨头；16.硬膜囊后脂肪间隙

三、胸椎 CT 冠状面解剖

胸椎 CT 冠状面解剖见图 7-19 至图 7-22。

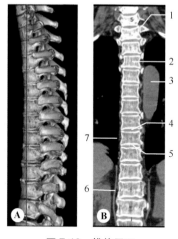

图 7-19 椎体层面

1. 第 1 肋骨头；2. T_3 椎体；3. 降主动脉；4. T_8 上终板；5. T_8 下终板；6. 膈脚；7. 纵隔胸膜

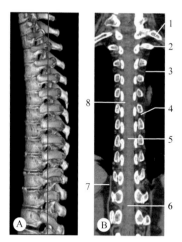

图 7-20 椎弓层面

1. 第 1 肋骨；2. T_2 椎弓；3. 纵隔胸膜；4. $C_6 \sim C_7$ 椎间孔；5. 脊髓6. 脊髓圆锥；7. 膈脚；8. 蛛网膜下腔

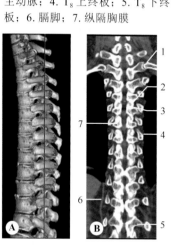

图 7-21 椎小关节层面

1. 第 1 肋骨；2. T_4 下关节突；3. T_5 上关节突；4. 纵隔胸膜；5. T_{12} 横突；6. 膈脚；7. T_6 椎弓根

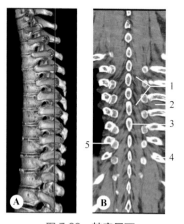

图 7-22 棘突层面

1. 胸棘肌；2. 肋间肌；3. 棘突；4. 肋骨；5. 胸肋关节

四、胸椎 CT 矢状面解剖

胸椎 CT 矢状面解剖见图 7-23 至图 7-25。

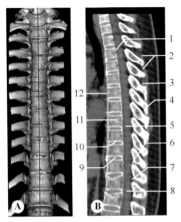

图 7-23 脊柱中线层面

1. 前纵韧带；2. 棘上韧带；3. 棘间韧带；4. T_5 棘突；5. 脊髓；6. 黄韧带；7. 硬膜外脂肪；8. 脊髓圆锥；9. $T_9 \sim T_{10}$ 椎间盘；10. T_9 上终板；11. T_7 椎体；12. 前纵韧带

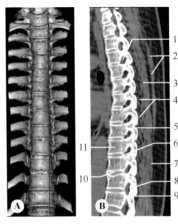

图 7-24 椎小关节层面

1. $T_3 \sim T_4$ 椎间孔；2. 斜方肌；3. 竖脊肌；4. 多裂肌与半棘肌；5. T_8 椎弓根；6. $T_9 \sim T_{10}$ 椎间盘；7. 背阔肌；8. T_{11} 下关节突；9. T_{12} 上关节突；10. T_{10} 下终板；11. T_9 椎体

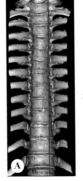

图 7-25 横突层面

1. 颈棘肌与多裂肌；2. 颈夹肌；3. 大菱形肌；4. 斜方肌；5. 竖脊肌；6. T_8 横突；7. 多裂肌；8. 第8肋骨

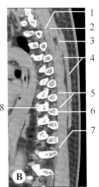

第三节　脊柱腰段CT解剖

一、腰椎概述

腰椎位于脊柱腰段，由5节椎骨组成。椎体呈肾形。椎体与椎弓围成椎管，$L_1 \sim L_2$ 水平椎管呈卵圆形，$L_3 \sim L_4$ 水平椎管呈三角形，L_5 水平椎管三叶形。腰椎关节突呈矢状位，上关节突的关节面朝向后内侧，下关节突的关节面朝向前外侧。上关节的外侧有一乳突，棘突为四方形的骨板，水平向后突出。横突短而薄，伸向后外侧，根部的后下侧有一小结节，称为副突，在发生过程中横突与肋骨同源。$L_1 \sim L_3$ 腰椎的横突逐渐增长，以第3腰椎最长，第4、第5腰椎的横突逐渐变短。

腰椎椎体间连结包括椎间盘及前纵韧带、后纵韧带。椎弓间的连结包括黄韧带、棘间韧带、棘上韧带、横突间韧带和关节突关节。

二、腰椎 CT 横断面解剖

腰椎 CT 横断面解剖见图 7-26 至图 7-28。

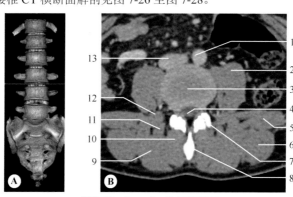

图 7-26　$L_3 \sim L_4$ 椎间盘层面

1. 降主动脉；2. 腰大肌；3. $L_3 \sim L_4$ 椎间盘；4. 马尾；5. 腰方肌；6. 竖脊肌（侧束：腰髂肋肌）；7. L_3 下关节突；8. 棘突；9. 竖脊肌（侧束：最长肌）；10. 竖脊肌（内侧束：多裂肌）；11. 竖脊肌（侧束：横突间内侧束）；12. 竖脊肌（侧束：横突间外侧束）；13. 下腔静脉

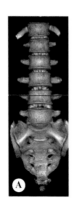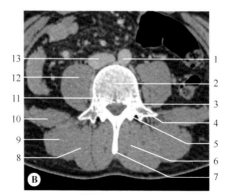

图 7-27　L$_4$ 椎体层面

1. 腹主动脉；2. L$_4$ 椎体；3. 侧隐窝；4. 横突；5. 椎板；6. 竖脊肌（内侧束：多裂肌）；7. 棘突；8. 竖脊肌（侧束：最长肌）；9. 竖脊肌（侧束：腰髂肋肌）；10. 腰方肌；11. 椎体静脉；12. 腰大肌；13. 下腔静脉

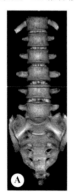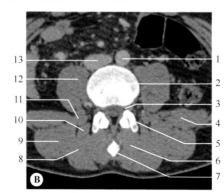

图 7-28　L$_4$ 椎体上缘层面

1. 腹主动脉；2. L$_4$ 椎体；3. 椎间孔；4. 腰方肌；5. 关节突关节；6. 竖脊肌（内侧束：多裂肌）；7. 棘突；8. 竖脊肌（侧束：最长肌）；9. 竖脊肌（侧束：腰髂肋肌）；10. 竖脊肌（侧束：横突间内侧束）；11. 竖脊肌（侧束：横突间外侧束）；12. 腰大肌；13. 下腔静脉

三、腰椎 CT 冠状面解剖

腰椎 CT 冠状面解剖见图 7-29 至图 7-32。

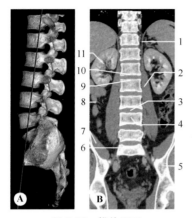

图 7-29　椎体层面

1.膈脚；2.腰大肌；3.L₃～L₄椎间盘；4.L₄椎体；5.髂肌；6.骶骨岬；7.髂肌；8.L₄～L₅椎间盘；9.上终板；10.下终板；11.肾脏

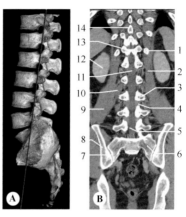

图 7-30　椎弓层面

1.肋骨头；2.腰大肌；3.横突；4.椎间孔；5.腰池；6.骶骨；7.骶髂关节；8.髂骨；9.髂腰肌；10.多裂肌；11.腰膨大；12.肾脏；13.椎弓根；14.棘突

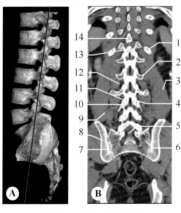

图 7-31　椎小关节层面

1.肋骨；2.横突；3.腰大肌；4.关节突关节；5.腰池；6.骶骨侧块；7.骶髂关节；8.髂骨；9.髂腰肌；10.L₃下关节突；11.L₄下关节突；12.横突间肌；13.椎弓根；14.棘突

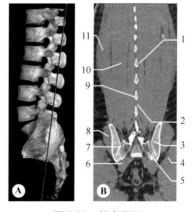

图 7-32　棘突层面

1.竖脊肌（内侧束：多裂肌）；2.棘突间肌；3.髂骨；4.臀大肌；5.骶骨；6.梨状肌；7.骶髂关节；8.臀中肌；9.棘突；10.竖脊肌（侧束：最长肌）；11.竖脊肌（侧束：腰髂肋肌）

四、腰椎 CT 矢状面解剖

腰椎 CT 矢状面解剖见图 7-33、图 7-34。

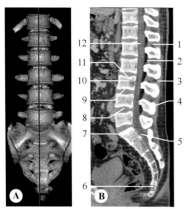
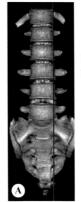
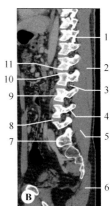

图 7-33　脊柱中线层面

1. 棘间韧带；2. 黄韧带；3. 棘上韧带；
4. 棘突；5. 骶管；6. 尾椎；7. 骶椎；
8. $L_4 \sim L_5$ 椎 间 盘；9. L_3 下 终 板；
10. L_3 椎体；11. L_3 上终板；12. 椎管

图 7-34　椎体左缘层面

1. 肋骨头；2. 竖脊肌；3. 椎间孔；4. 横
突；5. 多裂肌；6. 臀大肌；7. 骶椎；
8. $L_4 \sim L_5$ 椎间盘；9. L_3 椎体；10. 上
终板；11. 下终板

第四节　脊椎先天发育异常CT解剖

一、阻　滞　椎

　　阻滞椎是脊椎的先天性融合，常累及两个或更多脊椎节段。受累椎体之间前径、后径变短粗，前缘略凹陷。多个椎体虽然互相融合在一起，但其总高度不变。它因胚胎时期间叶的原椎体分节障碍所致，融合可为完全性，或仅限于椎体和椎弓，常见于腰椎，次为颈椎，胸椎少见（图 7-35）。

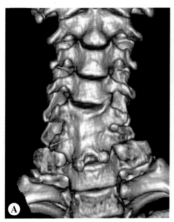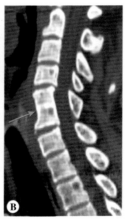

图 7-35　阻滞椎（蓝箭头）

二、颅底凹陷症

　　颅底凹陷症指枕骨大孔周围的颅底骨向上陷入颅腔，迫使其下方的枢椎齿状突升高进入颅底，压迫延髓及颈神经根（图 7-36）。可合并其他骨发育异常（如椎体分节障碍、寰椎融合障碍），并可合并神经结构畸形（如 Chiari 畸形、小脑扁桃体下疝畸形和脊髓空洞症等）。

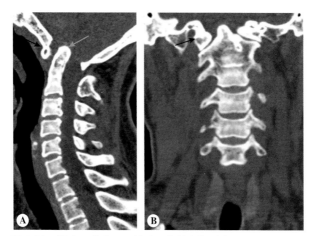

图 7-36　颅底凹陷症（蓝箭头）合并寰枕融合畸形（黑箭头）

三、齿状突小骨

齿状突小骨又称游离齿状突，是位于枢椎上方的小圆形或卵圆形小骨块。创伤后导致枢椎和齿状突骨化中心融合失败是最可能的病因。它有两种类型，直生性齿状突小骨位置在正常的齿突尖，而营养障碍性齿状突小骨紧贴于寰椎前弓或斜坡（图 7-37）。齿状突小骨也会发生于先天异常的患者，包括唐氏综合征、多发性的骨骺发育不良、短颈畸形和家族性营养不良。其最严重的并发症是寰椎、枢椎椎体不稳所致的脊髓受压或椎动脉受累，这可能导致脑干症状、四肢麻痹、短暂性的意识丧失和突然死亡。

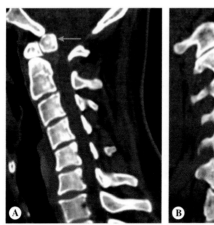
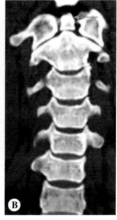

图 7-37　齿状突小骨（蓝箭头）

四、先天性蝶形椎

先天性蝶形椎是指椎体的两个软骨中心联合异常，椎体成为左右对称的两个三角形骨块，称为矢状椎体裂，在正位上似蝴蝶的双翼，故称蝴蝶椎（图 7-38）。

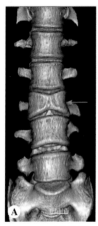
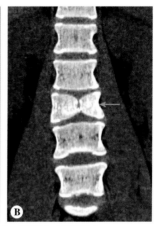

图 7-38　L₃ 蝴蝶椎（蓝箭头）

五、半椎体畸形

先天性半椎体畸形指椎体胚胎发育过程中分节不全或形成不全，主要表现为中线旁软骨中心不能在中线部连接，一侧骨化中心不能形成，成对的软骨中心其中一个不发育或前后骨化中心一个不发育（图 7-39）。

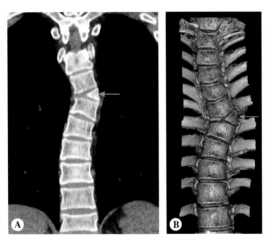

图 7-39　T_6 半椎体畸形（蓝箭头）

六、先天性脊柱裂

先天性脊柱裂为脊椎管的一部分呈现没有完全闭合的状态，是一种常见的先天性神经管畸形（图 7-40）。多见于腰骶部，偶见于胸段，缺损大多在脊柱后面。脊柱裂分为：①隐性脊柱裂；②脊柱裂伴脑脊膜膨出；③脊柱裂伴脊髓脑脊膜膨出；④其他畸形（包括脊髓空洞、无脊髓、皮样或表皮样囊肿等）。

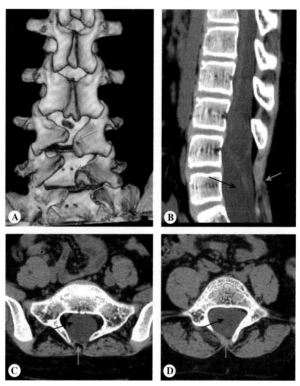

图 7-40　先天性脊柱裂（蓝箭头）合并表皮样囊肿（黑箭头）

七、移　行　椎　体

　　移行椎体是脊柱先天性发育变异，表现为先天各段脊柱交界处互有移行现象，出现部分或全部具有邻近脊椎骨的形态结构。整个脊椎骨的总数不变，而各段脊椎骨的数目互有增减，多发生于腰骶段（图 7-41）。

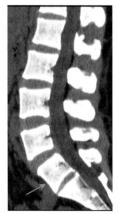

图 7-41 腰椎骶化（蓝箭头）

八、先天性脊柱侧弯畸形

脊柱侧弯指脊柱的一个或数个节段在冠状面上偏离中线向侧方弯曲，形成带有弧度的脊柱畸形，通常伴有脊柱的旋转和矢状面上生理性前凸或后凸的增加或减少（图 7-42）。

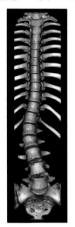

图 7-42 脊柱侧弯畸形

（王庆国）

127

第 8 章

上　肢

第一节　上肢CT解剖

1. 境界　上肢与胸部、颈部相接，与颈部的分界为颈部的下界，与胸部的分界为三角肌前后缘与腋前后壁中点的连线。

2. 上肢骨　包括锁骨、肩胛骨、肱骨、尺骨、桡骨、腕骨、掌骨和指骨。

（1）锁骨分一体两端，内部 2/3 凸向前，外部 1/3 凸向后，锁骨的中部、外部 1/3 交界处较细，易骨折。肩胛骨为三角形扁骨，贴于胸廓的后外侧上份，分为两面、三缘和三角。肱骨上端呈半球形，称肱骨头，与肩胛骨的关节盂构成肩关节，头周围的环状浅沟称解剖颈，头外侧的隆起称大结节，前面的隆起称小结节，两结节向下延伸的骨嵴分称大结节嵴和小结节嵴。两嵴间的纵沟称结节间沟。上端与肱骨体交界处称外科颈。

（2）尺骨上端粗大，有滑车切迹与肱骨滑车相关节，切迹上方的突起较大称鹰嘴，下方的突起较小称冠突。尺骨冠突下方有一粗糙隆起称尺骨粗隆。

（3）桡骨上端有圆柱形的桡骨头，后者关节凹与肱骨小头相关节，头周围的环状关节面与尺骨相关节。桡骨头下方略细为桡骨颈，颈下方前内侧有桡骨粗隆。桡骨下端有腕关节面，与腕骨形成桡腕关节。

（4）腕骨共 8 块，由桡侧向尺侧排成近远两列，近侧列依次为舟骨、月骨、三角骨和豌豆骨；远侧列依次为大多角骨、小多角骨、头状骨和钩骨。

（5）掌骨共 5 块，属长骨。从桡侧向尺侧分别称为第 1～5 掌骨。掌骨近侧端为底，接腕骨，中部为体，远侧端为头，与指骨组成掌指关节。

（6）指骨共 14 块，属长骨。除拇指为 2 节外，其余均为 3 节。从近侧至远侧依次称近节指骨、中节指骨和远节指骨。每块指骨由近向远分为指骨底、指骨体和指骨滑车。远节指骨的末端粗糙称远节指骨粗隆。

（7）一般在第 1 掌骨头和第 5 掌骨头前方的肌腱内有豆状小骨，称为籽骨，起减少摩擦的作用。

3. 上肢肌　分为上肢带肌（肩带肌）、上臂肌、前臂肌和手肌。上肢肌肉分区：肩带区、臂部、肘部、前臂部、腕部、手部。肩带区又称为三角肌区和肩胛区三角肌区。肩胛区：后组包括冈上肌、冈下肌、小圆肌；前组包括大圆肌、肩胛下肌。臂区：前群包括肱二头肌、喙肱肌、肱肌；后群包括肱三头肌、肘肌。前臂：前群包括肱桡肌、旋前圆肌、桡侧腕屈肌、掌长肌、尺侧腕屈肌，指浅屈肌、拇长屈肌、指深屈肌、旋前方肌；后群包括桡侧腕长伸肌、桡侧腕短伸肌、指伸肌、小指伸肌、尺侧腕伸肌、旋后肌、拇长展肌、拇短伸肌、拇长伸肌、示指伸肌。

上肢 CT 解剖见图 8-1 至图 8-11。

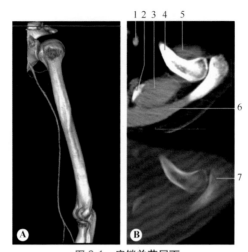

图 8-1 肩锁关节层面

1. 颈外静脉；2. 肩胛骨上角；3. 冈上肌；4. 锁骨；5. 三角肌；6. 斜方肌；
7. 肩胛骨肩峰

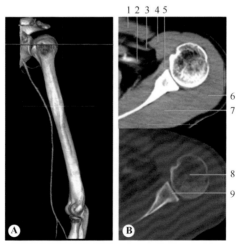

图 8-2 肩关节盂层面

1. 胸大肌；2. 锁骨下动脉；3. 胸小肌；4. 三角肌；5. 肩胛下肌；6. 三角肌；
7. 冈下肌；8. 肱骨；9. 肩胛骨关节盂

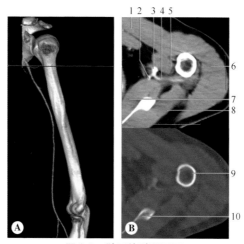

图 8-3　肱骨外科颈层面

1.胸大肌；2.肩胛下动脉；3.腋动脉；4.旋肱后动脉；5.肱二头肌长头；
6.三角肌；7.肩胛下肌；8.冈下肌；9.肱骨；10.肩胛骨

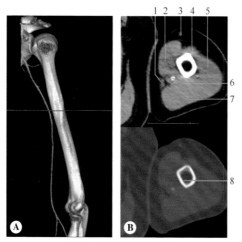

图 8-4　肱骨中段层面

1.贵要静脉；2.肱二头肌；3.头静脉；4.三角肌；5.肱三头肌；6.肱动脉；
7.肱静脉；8.肱骨

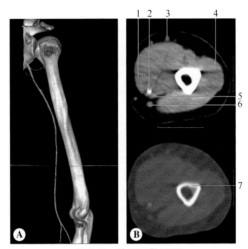

图 8-5　肱骨下段层面

1.肱二头肌；2.肱动脉；3.头静脉；4.肱三头肌；5.肱静脉；6.贵要静脉；
7.肱骨

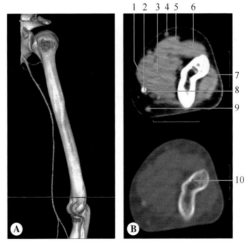

图 8-6　肱骨髁上层面

1.肱二头肌；2.肱动脉；3.肱肌；4.头静脉；5.肱桡肌；6.桡侧腕长伸肌；
7.肱三头肌；8.肱静脉；9.贵要静脉；10.肱骨

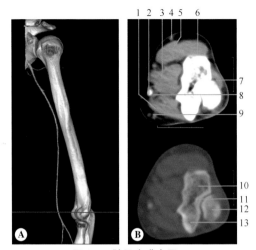

图 8-7　肱骨鹰嘴窝层面

1. 旋前圆肌；2. 肱动脉；3. 肱肌；4. 头静脉；5. 肱桡肌；6. 桡侧腕长伸肌；
7. 肘肌；8. 肱静脉；9. 贵要静脉；10. 肱骨外侧髁；11. 肱骨鹰嘴窝；12. 尺
骨鹰嘴；13. 肱骨内侧髁

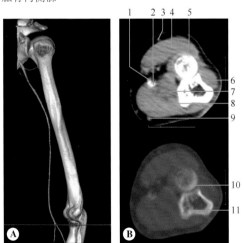

图 8-8　桡骨头层面

1. 桡动脉；2. 尺动脉；3. 头静脉；4. 肱桡肌；5. 桡侧腕长伸肌；6. 肘肌；
7. 肱肌；8. 尺侧腕屈肌；9. 贵要静脉；10. 桡骨头；11. 尺骨鹰嘴

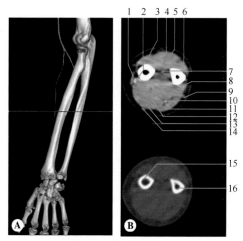

图 8-9　尺桡骨中段层面

1. 肱桡肌；2. 桡动脉；3. 桡侧腕屈肌；4. 指伸肌；5. 拇长展肌；6. 尺侧腕伸肌；7. 骨间后动脉；8. 指深屈肌；9. 贵要静脉；10. 尺动脉；11. 尺侧腕屈肌；12. 指浅屈肌；13. 桡侧腕屈肌；14. 前臂正中静脉；15. 桡骨；16. 尺骨

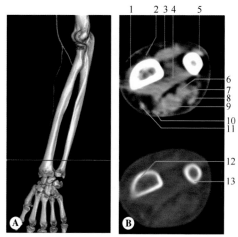

图 8-10　尺桡骨远段层面

1. 拇短伸肌腱；2. 拇长伸肌腱；3. 示指伸肌；4. 旋前方肌；5. 尺侧腕伸肌；6. 指深屈肌腱；7. 尺动脉；8. 尺侧腕屈肌；9. 指浅屈肌腱；10. 桡侧腕屈肌腱；11. 桡动脉；12. 桡骨；13. 尺骨

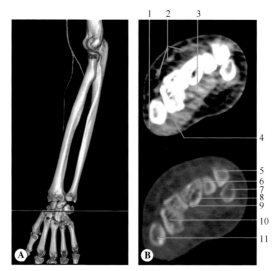

图 8-11　远排腕骨层面

1. 拇短伸肌腱；2. 拇长伸肌腱；3. 腕管；4. 拇短展肌；5. 三角骨；6. 钩骨；
7. 豌豆骨；8. 头状骨；9. 小多角骨；10. 大多角骨；11. 第 1 掌骨

第二节　不同年龄段儿童肘关节CT三维解剖

不同年龄段儿童肘关节 CT 三维解剖见图 8-12 至图 8-15。

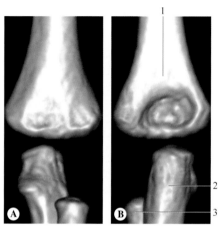

图 8-12　1 岁以内肘关节
1. 肱骨；2. 尺骨；3. 桡骨

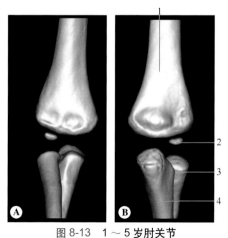

图 8-13　1 ～ 5 岁肘关节
1. 肱骨；2. 肱骨小头；3. 桡骨；4. 尺骨

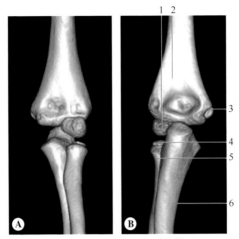

图 8-14 5～10 岁肘关节

1.肱骨小头；2.肱骨；3.内上髁骨骺；4.桡骨小头骨骺；5.桡骨；6.尺骨

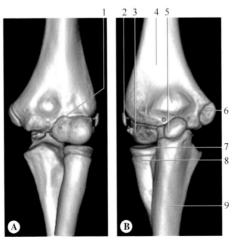

图 8-15 10 岁以上肘关节

1.滑车骨骺；2.外上髁骨骺；3.肱骨小头；4.肱骨；5.尺骨鹰嘴骨骺；6.内上髁骨骺；7.桡骨小头骨骺；8.桡骨；9.尺骨

（孙记航）

第9章

下　肢

下肢指人体腹部以下的部分，与盆部的界线为骨性骨盆的下口，与脊柱的界线为骶尾骨。下肢包括臀部、会阴部、股部、膝部、小腿部和足部。股部分为前区、内区和后区，膝部分为前区、后区，小腿部分为前区、外区和后区，足部分为踝、足背、足底和趾。下肢骨分为下肢带骨和自由下肢骨。下肢带骨即髋骨，自由下肢骨包括股骨、髌骨、胫骨、腓骨及7块跗骨、5块跖骨和14块趾骨。

下肢肌可分为髋肌、大腿肌、小腿肌和足肌四部分。髋肌前群主要是髂腰肌，后群位于臀部，浅面为臀大肌，内有臀中肌，深面有臀小肌和梨状肌。大腿肌前群又称伸肌群，有股四头肌，其四个头分别起于髂骨和股骨，四头相合，形成强大的股四头肌腱，包绕髌骨的前面和两侧，再向下以髌韧带止于胫骨粗隆。大腿肌后群又称屈肌群，包括股二头肌、半腱肌、半膜肌，共同起于坐骨结节，经髋关节和膝关节后面止于胫骨和腓骨上端。大腿肌内侧群包括股薄肌、耻骨肌、长收肌、短收肌和大收肌，作用都是内收髋关节。小腿肌前群有胫骨前肌、趾长伸肌、姆长伸肌，可使足背屈；后群有小腿三头肌，其由浅面的腓肠肌和深面的比目鱼肌合成。腓肠肌以内侧头和外侧头起于股骨下端的后面，比目鱼肌起于胫骨、腓骨上端的后面，向下以强大的跟腱止于跟骨。

第一节 下肢CT横断面解剖

下肢 CT 横断面解剖见图 9-1 至图 9-18。

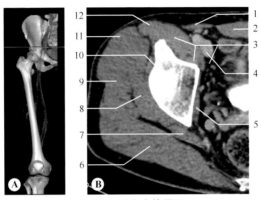

图 9-1 髋臼上缘层面

1. 腹内斜肌与腹横肌；2. 腹直肌；3. 髂腰肌；4. 髂外静脉；5. 闭孔内肌；
6. 臀大肌；7. 梨状肌；8. 臀小肌；9. 臀中肌；10. 髋臼上缘；11. 阔筋膜张肌；
12. 缝匠肌

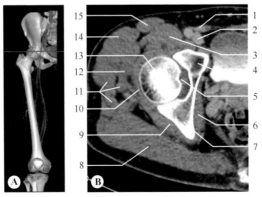

图 9-2 股骨头凹层面

1. 腹内斜肌与腹横肌；2. 髂外静脉；3. 髂腰肌；4. 耻骨上支；5. 股骨头凹；
6. 闭孔内肌；7. 坐骨；8. 臀大肌；9. 梨状肌；10. 髂股韧带；11. 髂胫束；
12. 臀小肌；13. 股骨头；14. 阔筋膜张肌；15. 缝匠肌

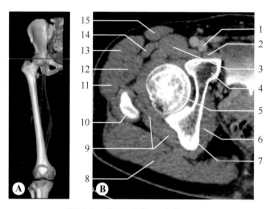

图 9-3　股骨大转子上缘层面

1. 股静脉；2. 耻骨肌；3. 髂腰肌；4. 耻骨上支；5. 股骨头；6. 闭孔内肌；7. 坐骨；8. 臀大肌；9. 下孖肌；10. 大转子；11. 臀中肌；12. 臀小肌；13. 阔筋膜张肌；14. 股直肌；15. 缝匠肌

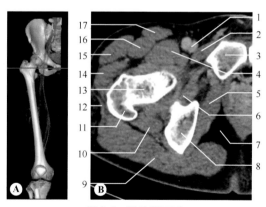

图 9-4　股骨颈层面

1. 股静脉；2. 耻骨肌；3. 耻骨下支；4. 髂腰肌；5. 闭孔内肌；6. 闭孔外肌；7. 坐骨直肠窝；8. 坐骨结节；9. 臀大肌；10. 股方肌；11. 大转子；12. 髂胫束；13. 股骨颈；14. 臀中肌；15. 阔筋膜张肌；16. 股直肌；17. 缝匠肌

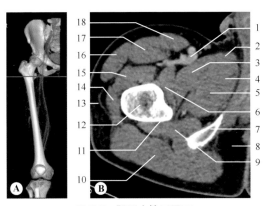

图 9-5　股骨小转子层面

1. 股静脉；2. 长收肌；3. 耻骨肌；4. 短收肌；5. 大收肌；6. 髂腰肌；7. 坐骨；
8. 坐骨直肠窝；9. 股方肌；10. 臀大肌；11. 小转子；12. 股骨；13. 髂胫束；
14. 股外侧肌；15. 股中间肌；16. 阔筋膜张肌；17. 股直肌；18. 缝匠肌

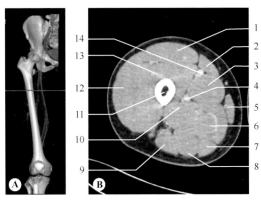

图 9-6　股骨干上段层面

1. 股直肌；2. 缝匠肌；3. 长收肌；4. 股深动静脉；5. 股薄肌；6. 大收肌；
7. 半腱肌腱；8. 股二头肌；9. 臀大肌；10. 短收肌；11. 股骨；12. 股外侧肌；
13. 股中间肌；14. 股动静脉

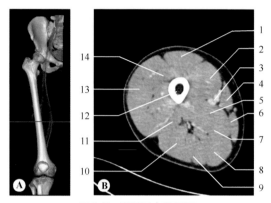

图 9-7　股骨干中段层面

1. 股直肌；2. 股内侧肌；3. 股动静脉；4、6. 缝匠肌；5. 长收肌；7. 大收肌；
8. 半膜肌；9. 半腱肌；10. 股二头肌（长头）；11. 股二头肌（短头）；12. 股
骨；13. 股外侧肌；14. 股中间肌

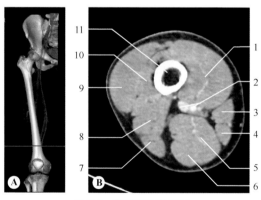

图 9-8　股骨干下段层面

1. 股内侧肌；2. 股动静脉；3. 缝匠肌；4. 股薄肌；5. 半膜肌；6. 半腱肌；
7. 股二头肌（长头）；8. 股二头肌（短头）；9. 股外侧肌；10. 股中间肌；
11. 股骨

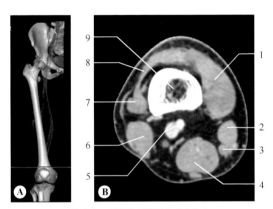

图 9-9　股骨干骺端上缘层面

1. 股内侧肌；2. 大收肌（腱）；3. 股薄肌；4. 半腱肌；5. 股动静脉；6. 股二头肌（长头）；7. 股外侧肌；8. 股中间肌；9. 股骨

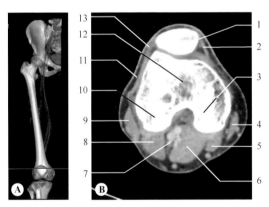

图 9-10　髌骨层面

1. 髌骨；2. 髌内侧支持带；3. 股骨内侧髁；4. 缝匠肌；5. 半膜肌腱；6. 腓肠肌内侧头；7. 腘动静脉；8. 腓肠肌外侧头；9. 股二头肌腱；10. 股骨外侧髁；11. 髂胫束；12. 股骨；13. 髌外侧支持带

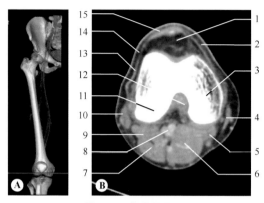

图 9-11　股骨髁层面

1. 髌下脂肪垫；2. 髌内侧支持带；3. 股骨内侧髁；4. 缝匠肌；5. 半膜肌腱；6. 腓肠肌内侧头；7. 腓肠肌外侧头；8. 腘动静脉；9. 跖肌；10. 股二头肌腱；11. 股骨内侧髁；12. 后交叉韧带；13. 髂胫束；14. 髌外侧支持带；15. 髌韧带

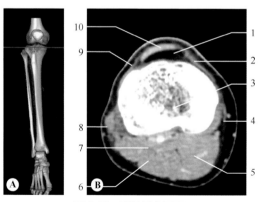

图 9-12　胫骨平台层面

1. 髌下脂肪垫；2. 髌内侧支持带；3. 胫骨平台；4. 缝匠肌腱；5. 腓肠肌（内侧头，肌腱）；6. 腓肠肌（外侧头，肌腱）；7、8. 股二头肌腱；9. 髌外侧支持带；10. 髌韧带

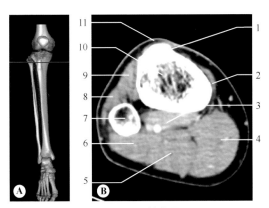

图 9-13 **胫骨结节层面**

1.胫骨粗隆；2.髌内侧支持带；3.腘肌；4.腓肠肌（内侧头）；5.腓肠肌（外侧头）；6.比目鱼肌；7.股二头肌腱；8.腓骨长肌；9.胫骨前肌；10.胫骨；11.髌韧带

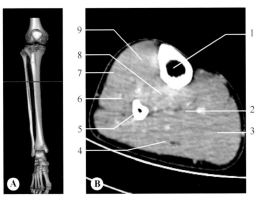

图 9-14 **胫骨上段层面**

1.胫骨；2.比目鱼肌；3.腓肠肌（内侧头）；4.腓肠肌（外侧头）；5.腓骨；6.腓骨短肌；7.趾长伸肌；8.胫后肌；9.胫前肌

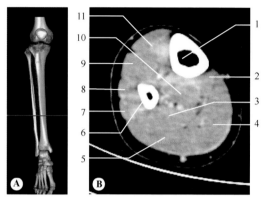

图 9-15　胫骨中段层面

1.胫骨；2.趾长屈肌；3.踇长屈肌；4.腓肠肌（内侧头）；5.腓肠肌（外侧头）；
6.腓骨；7.腓骨长肌；8.腓骨短肌；9.趾长伸肌；10.胫后肌；11.胫前肌

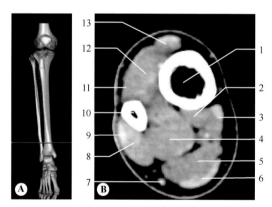

图 9-16　胫骨下段层面

1.胫骨；2.胫后肌；3.趾长屈肌（腱）；4.腓肠肌（外侧头）；5.比目鱼肌；
6.腓肠肌腱；7.小隐静脉；8.腓骨短肌；9.腓骨长肌腱；10.腓骨；11.趾长伸
肌；12.踇长伸肌；13.胫前肌腱

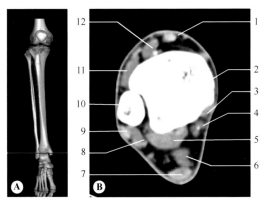

图 9-17　胫骨下端层面

1. 胫骨前肌腱；2. 胫骨；3. 胫后肌腱；4. 趾长屈肌腱；5. 踇长屈肌；6. 比目鱼肌；7. 跟腱；8. 腓骨短肌（腱）；9. 腓骨长肌腱；10. 腓骨；11. 趾长伸肌（腱）；12. 踇长伸肌（腱）

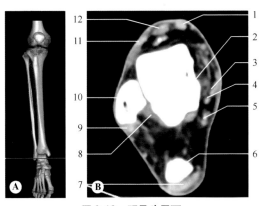

图 9-18　距骨头层面

1. 胫骨前肌腱；2. 胫骨；3. 胫后肌腱；4. 趾长屈肌腱；5. 胫后动静脉；6. 跟骨结节；7. 跟腱；8. 距腓后韧带；9. 腓骨长肌腱；10. 腓骨；11. 趾长伸肌腱；12. 踇长伸肌腱

第二节　下肢CT冠状面解剖

下肢 CT 冠状面解剖见图 9-19 至图 9-29。

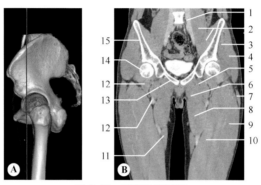

图 9-19　髋臼前缘层面

1. 左髂总静脉；2. 髂腰肌；3. 臀小肌；4. 臀中肌；5. 耻骨肌；6. 短收肌；7. 阔筋膜张肌；8. 长收肌；9. 股外侧肌；10. 股中间肌；11. 缝匠肌；12. 股浅动静脉；13. 耻骨；14. 股骨头；15. 髂骨翼

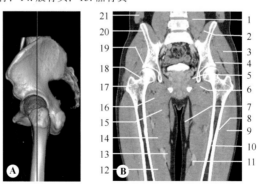

图 9-20　股骨干层面

1. 腰大肌；2. 髂肌；3. 臀中肌；4. 臀小肌；5. 闭孔内肌；6. 闭孔外肌；7. 股薄肌；8. 股中间肌；9. 股外侧肌；10. 股骨干；11. 股动静脉；12. 股内侧肌；13. 缝匠肌；14. 长收肌；15. 短收肌；16. 耻骨肌；17. 股骨大转子；18. 股骨颈；19. 股骨头；20. 髂骨翼；21. 腹内外斜肌

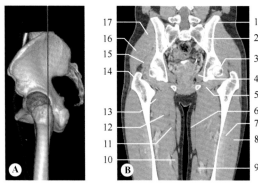

图 9-21　髋臼后缘层面

1. 髂骨；2. 骶髂关节；3. 股骨头；4. 闭孔内肌；5. 闭孔外肌；6. 股薄肌；7. 股内侧肌；8. 股外侧肌；9. 股动静脉；10. 缝匠肌；11. 大收肌；12. 短收肌；13. 耻骨肌；14. 股骨大转子；15. 臀小肌；16. 臀大肌；17. 臀中肌

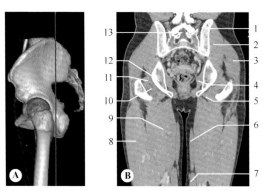

图 9-22　髋臼后缘层面

1. 髂骨；2. 臀中肌；3. 臀大肌；4. 闭孔内肌；5. 股方肌；6. 股薄肌；7. 缝匠肌；8. 股外侧肌；9. 大收肌；10. 下孖肌；11. 上孖肌；12. 坐骨；13. 骶管

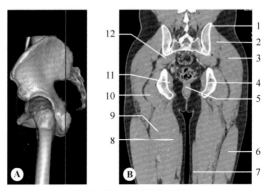

图 9-23　坐骨结节层面

1. 髂骨；2. 臀中肌；3. 臀大肌；4. 坐骨；5. 肛管；6. 股外侧肌；7. 股薄肌；
8. 大收肌；9. 短收肌；10. 股方肌；11. 闭孔内肌；12. 梨状肌

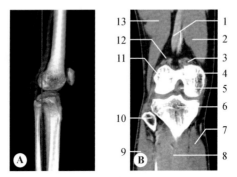

图 9-24　股骨髁层面

1. 腘动静脉；2. 股内侧肌；3. 腓肠肌内侧头；4. 股骨内侧髁；5. 后交叉韧带；
6. 胫骨平台；7. 大收肌；8. 腘肌；9. 腓骨长肌；10. 腓骨头；11. 股骨外侧髁；
12. 腓肠肌内侧头；13. 股外侧肌

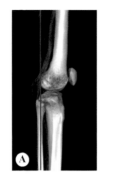
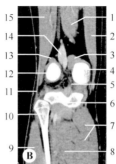

图 9-25　胫骨平台后缘层面

1.股内侧肌；2.缝匠肌；3.腓肠肌（内侧头）；4.股骨内侧髁；5.后交叉韧带；
6.胫骨平台；7.腓肠肌内侧头；8.腘肌；9.比目鱼肌；10.腓骨；11.外侧副韧
带；12.股骨外侧髁；13.腓肠肌（外侧头）；14.腘动静脉；15.股外侧肌

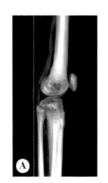
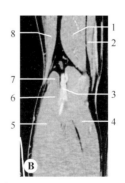

图 9-26　膝后群肌层面

1.半膜肌；2.股薄肌；3.腘动静脉；4.腓肠肌（内侧头）；5.比目鱼肌；
6.跖肌腱；7.腓肠肌（外侧头）；8.股二头肌

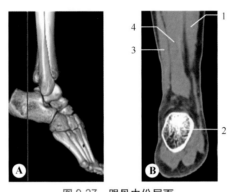

图 9-27　跟骨中份层面

1. 趾长屈肌；2. 跟骨；3. 腓骨短肌；4. 踇长屈肌

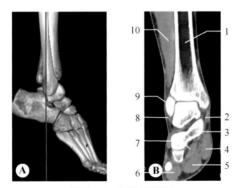

图 9-28　胫骨干层面

1. 胫骨；2. 胫跟韧带；3. 距骨；4. 踇展肌；5. 趾短屈肌；6. 小趾展肌；7. 跖方肌；8. 跟腓韧带；9. 腓骨；10. 趾长伸肌

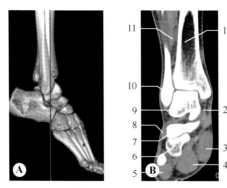

图 9-29　前踝层面

1.胫骨；2.胫跟韧带；3.踇展肌；4.趾短屈肌；5.小趾展肌；6.骰骨；7.跟骨；
8.趾短伸肌；9.距骨；10.腓骨；11.踇长屈肌

第三节　下肢CT矢状面解剖

下肢 CT 矢状面解剖见图 9-30 至图 9-42。

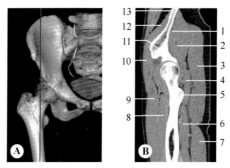

图 9-30　髋臼外缘层面

1. 臀小肌；2. 臀中肌；3. 臀大肌；4. 股方肌；5. 小转子；6. 大收肌；7. 股二头肌长头；8. 股内侧肌；9. 股直肌；10. 缝匠肌；11. 髂骨；12. 髂腰肌；13. 髂骨翼

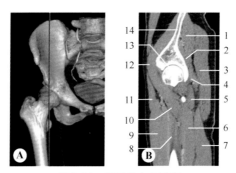

图 9-31　股骨头中心层面

1. 臀中肌；2. 臀小肌；3. 臀大肌；4. 闭孔内肌；5. 股方肌；6. 大收肌；7. 股二头肌；8. 股内侧肌；9. 股直肌；10. 耻骨肌；11. 缝匠肌；12. 髂腰肌；13. 股骨头；14. 髂骨翼

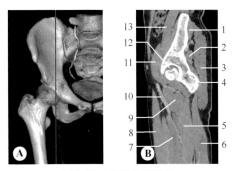

图 9-32　髋臼内缘层面

1. 臀中肌；2. 梨状肌；3. 臀大肌；4. 坐骨；5. 大收肌；6. 股二头肌；7. 短收肌；
8. 缝匠肌；9. 耻骨肌；10. 股浅动静脉；11. 髂肌；12. 股骨头凹；13. 腰大肌

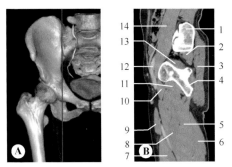

图 9-33　骶髂关节间隙层面

1. 髂骨；2. 梨状肌；3. 臀大肌；4. 坐骨结节；5. 大收肌；6. 股二头肌；7. 长收
肌；8. 短收肌；9. 缝匠肌；10. 耻骨肌；11. 闭孔外肌；12. 股动静脉；13. 闭
孔内肌；14. 髂腰肌

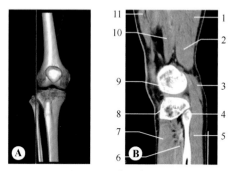

图 9-34　腓骨头层面

1.股二头肌长头；2.股二头肌短头；3.腓肠肌外侧头；4.腓骨头；5.比目鱼肌；6.胫后肌；7.胫前肌；8.胫骨平台；9.股骨外侧髁；10.股中间肌；11.股外侧肌

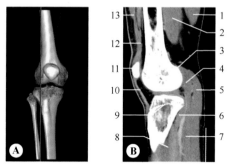

图 9-35　股骨外侧髁层面

1.股二头肌长头；2.股二头肌短头；3.股骨外侧髁；4.跖肌；5.腓肠肌外侧头；6.腘肌；7.比目鱼肌；8.胫后肌；9.胫骨平台；10.髌韧带；11.髌骨；12.股四头肌腱；13.股外侧肌

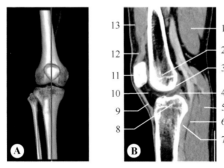

图 9-36 股骨髁间窝层面

1. 半膜肌；2. 股骨髁间部；3. 前交叉韧带；4. 后交叉韧带；5. 腓肠肌外侧头；6. 比目鱼肌；7. 腘肌；8. 胫骨平台；9. 髌韧带；10. 髌下脂肪囊；11. 髌骨；12. 股四头肌腱；13. 股四头肌

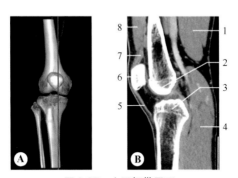

图 9-37 交叉韧带层面

1. 半膜肌；2. 股骨内侧髁；3. 胫骨平台；4. 腓肠肌内侧头；5. 髌韧带；6. 髌骨；7. 股四头肌腱；8. 股直肌

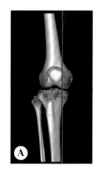
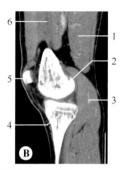

图 9-38　股骨内侧髁层面

1.半膜肌；2.股骨内侧髁；3.腓肠肌内侧头；4.胫骨平台；5.髌骨；6.股内侧肌

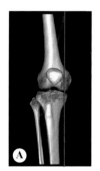
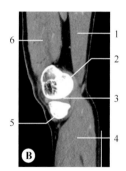

图 9-39　胫骨平台内缘层面

1.半膜肌；2.股骨内侧髁；3.内侧半月板；4.腓肠肌内侧头；5.胫骨平台；6.股内侧肌

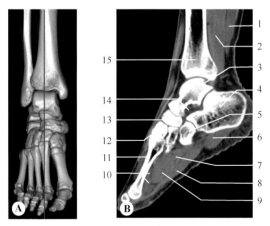

图 9-40　距骨头中心层面

1. 比目鱼肌；2. 踇长屈肌；3. 距骨；4. 跟骨；5. 骰骨；6. 小趾展肌；7. 跖方肌；8. 趾短屈肌；9. 踇收肌；10. 骨间肌；11. 第二跖骨；12. 中间楔骨；13. 舟骨；14. 距跟骨间韧带；15. 胫骨

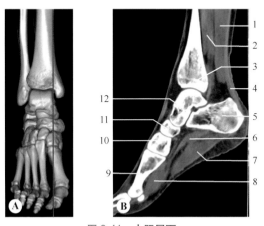

图 9-41　内踝层面

1. 比目鱼肌；2. 踇长屈肌；3. 胫骨；4. 跟腱；5. 跟骨；6. 跖方肌；7. 趾短屈肌；8. 踇收肌；9. 第一跖骨；10. 内侧楔骨；11. 舟骨；12. 距骨

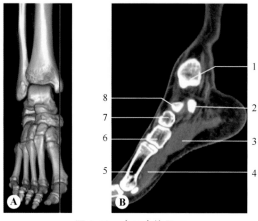

图 9-42　内踝内缘层面

1. 胫骨；2. 距骨；3. 蹬展肌；4. 蹬短屈肌；5. 第一跖骨；6. 内侧楔骨；7. 舟骨；8. 距骨

第四节　下肢CT动脉解剖

下肢动脉的解剖包括股动脉、腘动脉、胫前动脉、胫后动脉和足的动脉（图9-43）。股动脉是髂外动脉的延续，它起始于腹股沟韧带中点的后面，在股三角内下行穿入收肌管，出收肌腱裂孔至腘窝，移行为腘动脉。其主要分支为腹壁浅动脉、旋髂浅动脉、阴部外浅动脉、阴部外深动脉、股深动脉和膝降动脉。股深动脉是股动脉最大的分支，在腹股沟韧带下方2～5cm自股动脉后外侧壁发出。

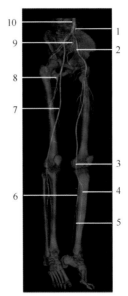

图9-43　**下肢动脉**

1.肠系膜下动脉；2.髂外动脉；3.腘动脉；4.胫前动脉；5.腓动脉；6.胫后动脉；7.股动脉；8.股深动脉；9.髂内动脉；10.腹主动脉

腘动脉在收肌腱裂孔续接股动脉，是腘窝内位置最深的结构，穿过腘窝深部行向下外侧，终于腘肌下缘。腘动脉发出五个膝关节支供应关节囊和韧带，包括膝上外侧动脉、膝上内侧动脉、膝中动脉、膝下外侧动脉、膝下内侧动脉。

胫前动脉在腘肌下缘处由腘动脉分出，向前穿骨间膜至小腿部，在小腿前肌群下行，在踝关节前方移行为足背动脉。其主要分支为胫前返动脉、胫后返动脉、内踝前动脉和外踝前动脉。

胫后动脉在腘肌下缘发自腘动脉，于小腿后区浅肌层与深肌层之间下行，经内踝后方转至足底，分为足底内侧动脉、足底外侧动脉。其主要分支为腓动脉、营养动脉、肌支、交通支、内踝支。

（王庆国　郭　金）